新装版

血液型ダイエット

A型さん ダイエット

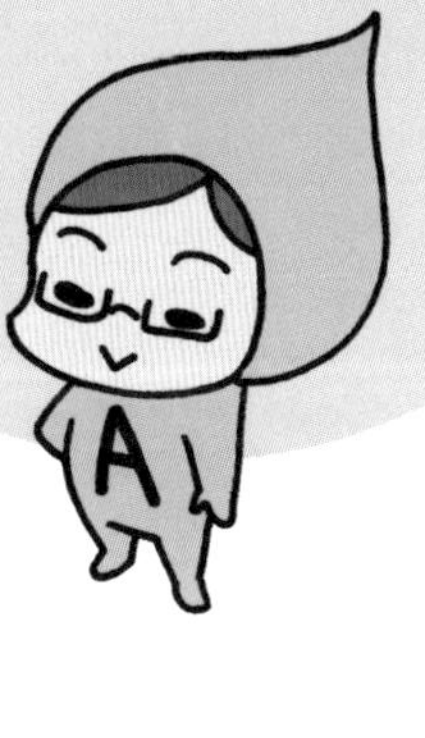

中島旻保 著

A型さんの「あるある!」NGダイエット

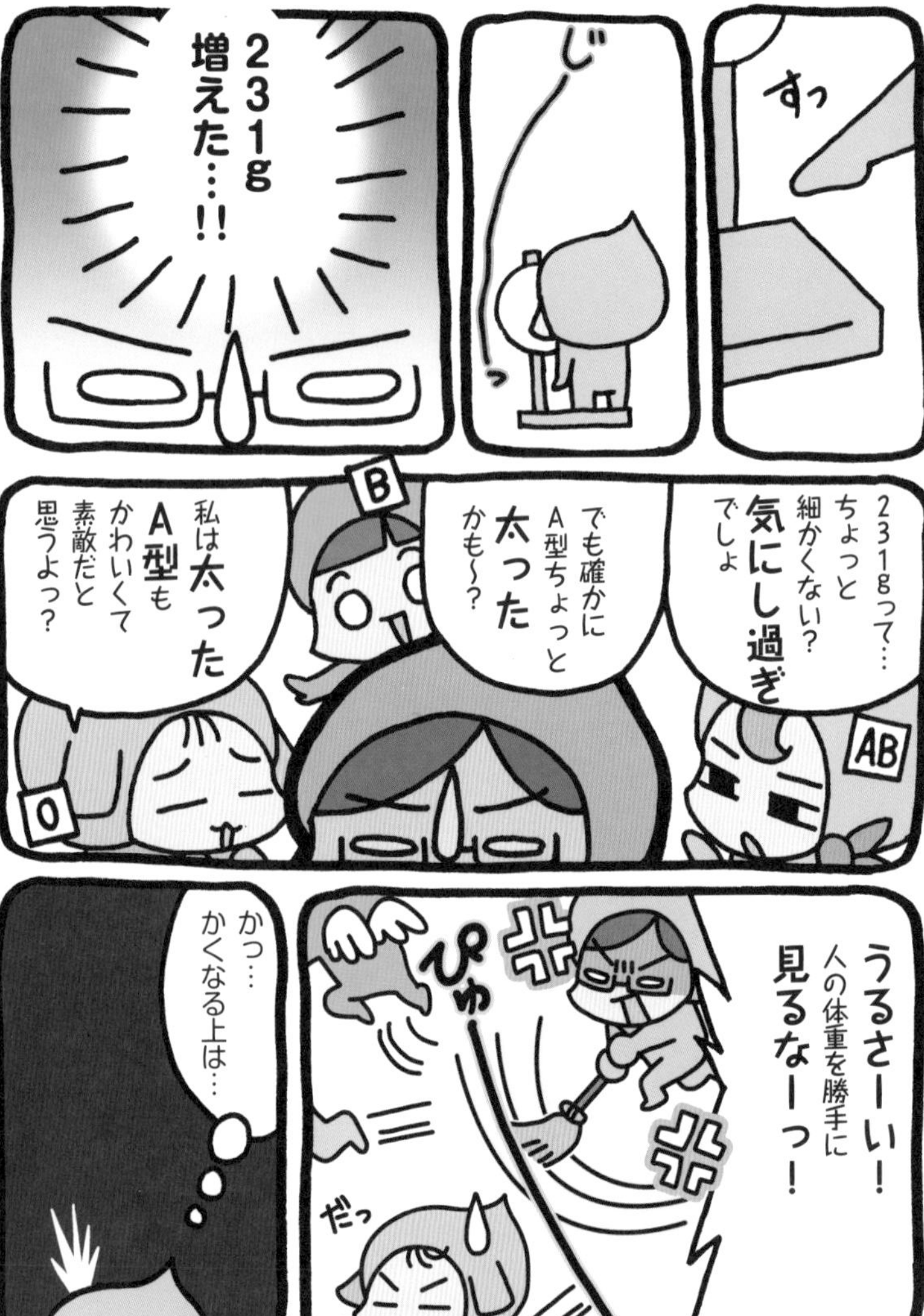

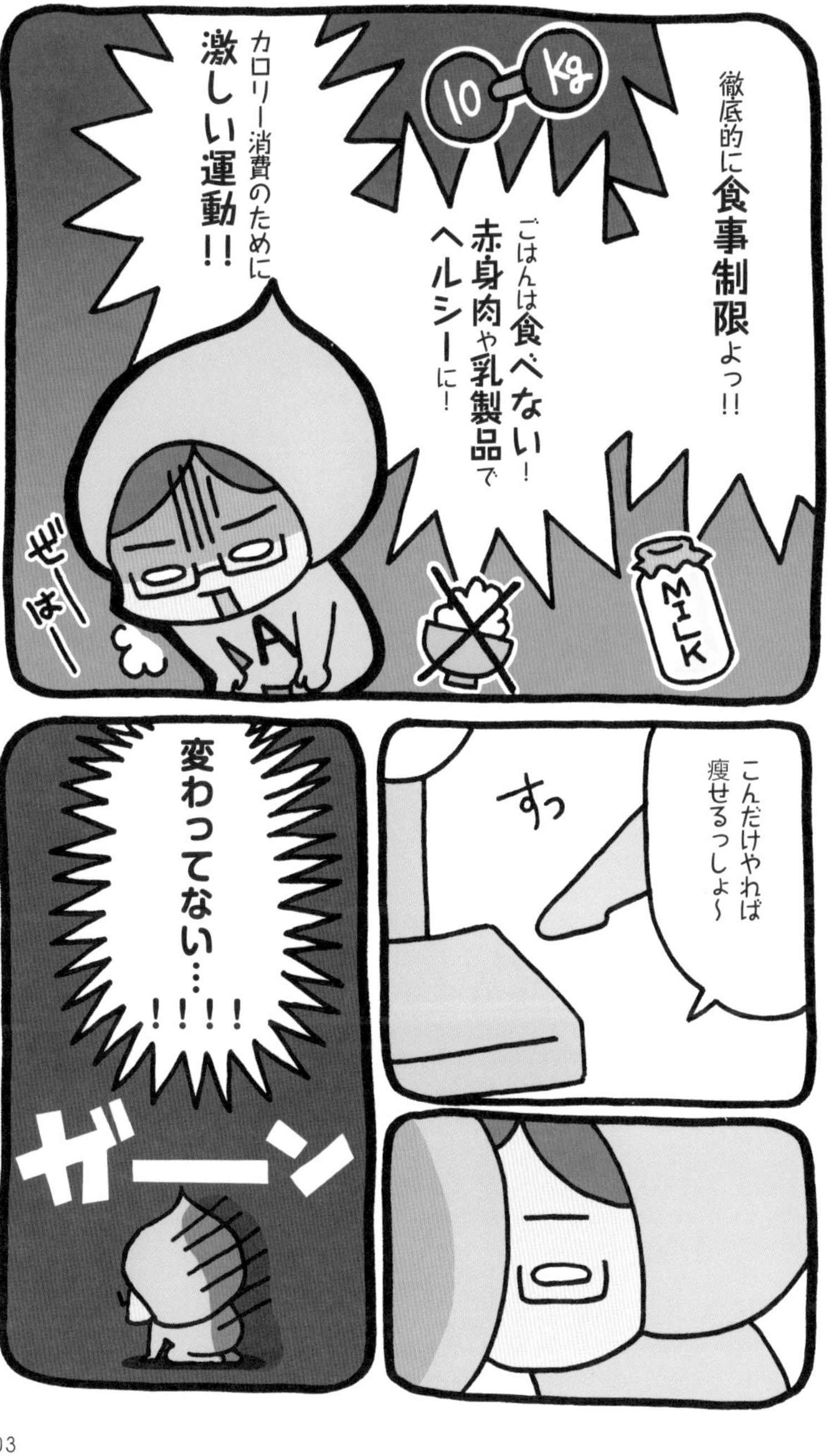
徹底的に食事制限よっ!!
ごはんは食べない！
赤身肉や乳製品でヘルシーに！
10 Kg
カロリー消費のために
激しい運動!!
ぜーはーー
MILK
こんだけやれば痩せるっしょ〜
すっ
変わってない…!!!!!
ガーン

血液型ダイエット

Contents A型さんダイエット

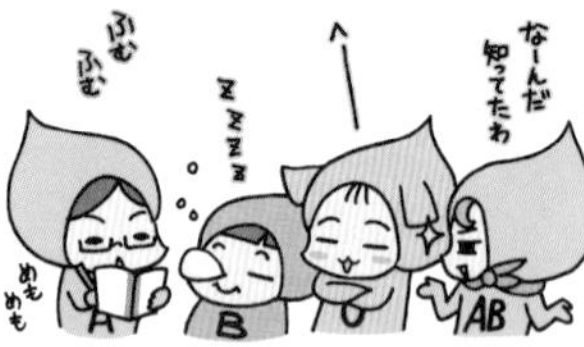

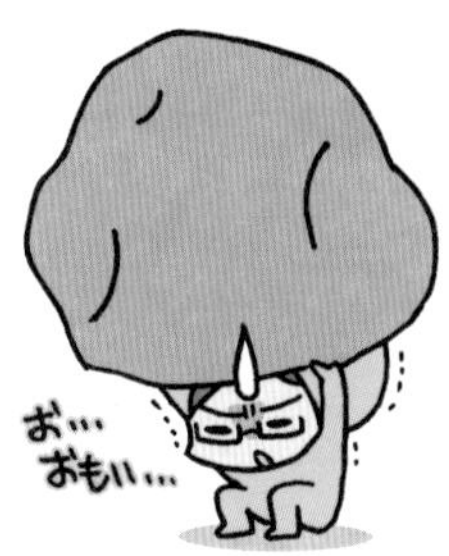

第3章　食事で実践！　A型さんダイエット

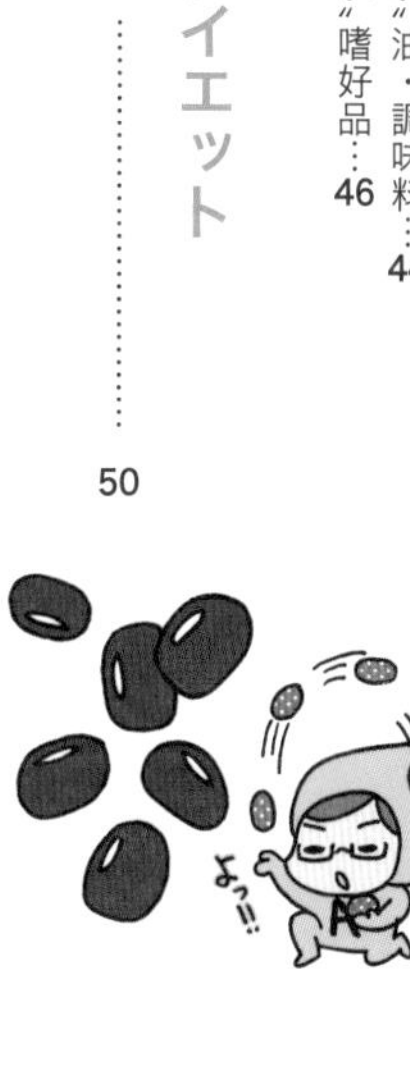

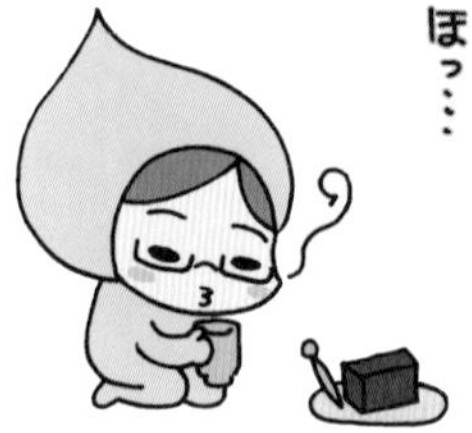

第4章 A型さんの生活習慣ダイエット

Column

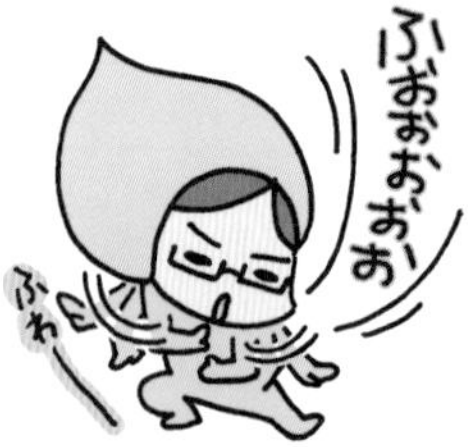

第1章

血液型と体の意外な関係

誰もがもつA、B、O、ABの4つの血液型。実はダイエットのカギを握るのがこの“血液型”です。健康で魅力的な体をつくる「血液型ダイエット」。まずはその理論を解説します。

理論 1

血液型が決めるのは性格だけじゃない！

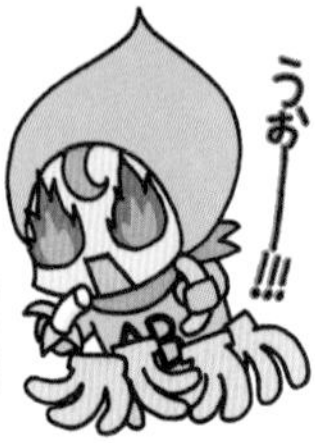

痩せられないのは、血液型のせいかも！

「あの人は私よりずっとたくさん食べてるのに、なぜ太らないの？」

「テレビで話題の○○ダイエット、私にはあまり効果がないのはどうして？」

そんなふうに疑問に思ったことはありませんか？

同じ量、同じものを食べても太る人と太らない人がいます。○○ダイエットを実践しても、痩せられる人と痩せられない人がいます。このような差はどうして出るのでしょうか？

それは、人間がそれぞれの体質をもっているからです。

Aさんは肉を食べるとすぐお腹に脂肪がついてしまう。でも、Bさんは肉を食べると代謝が上がり、体調もよくなる。そういうケースは珍しくありません。体質が違えば、ダイエット方法も同じというわけにはいかないのです。

「じゃあ、自分の体質はどうやって知ればいいの？」

そのカギとなるのは〝血液〟です。

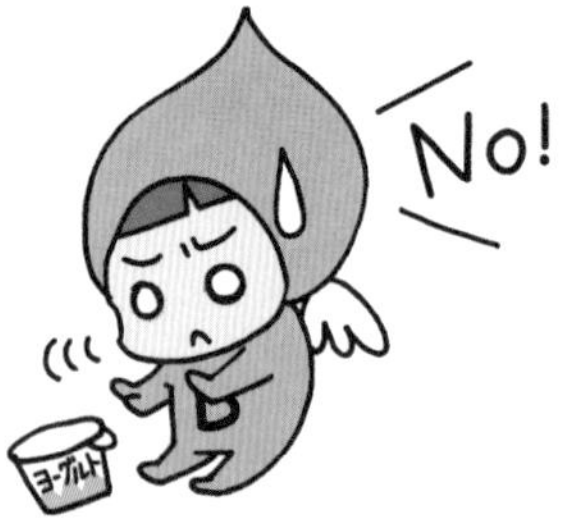

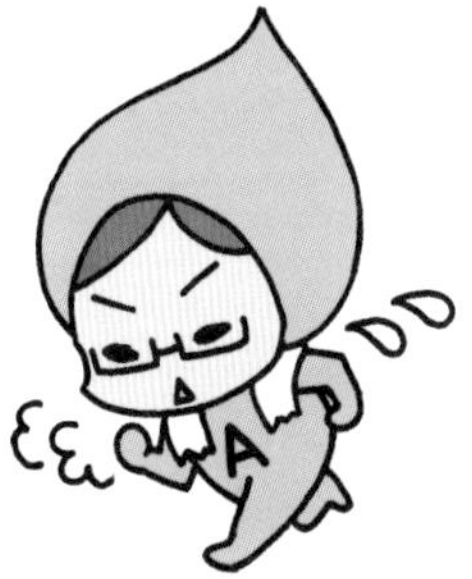

人は血液の流れによって生かされています。全身に酸素と栄養素を運んで健康体の源となる血液こそが、その人の体質を決めているのです。しかし、血液検査をして、すべての食材に対して自分の適性を調べようと思っても莫大な費用がかかるでしょう。まして、ダイエットのために血液検査をするのは、現実的とは言えません。

そこで、注目すべきは**〝血液型〟**です。

アメリカでは、以前から血液型による体質の分別法が広く研究されています。A型の人は何を食べると太りやすいのか、何を食べると太りにくいのか？　B型の人は？　O型の人は？　AB型の人は…？

本書の「血液型ダイエット」は、こうした研究結果に基づいて確立された食事療法を日本人向けに改良したものです。無理に食べたいものをがまんしたり、食べる量を減らしたりする必要はありません。**なるべく自分の血液型に合った食材を選ぶようにし、バランスのよい食生活を心がけるだけでいい**のです。

このダイエット法を実践すれば、あなたは少しずつ「健康的」で「引き締まった」体に変わっていきます。そして、「いつのまにか」「勝手に」体重が減っていることに気づくでしょう。

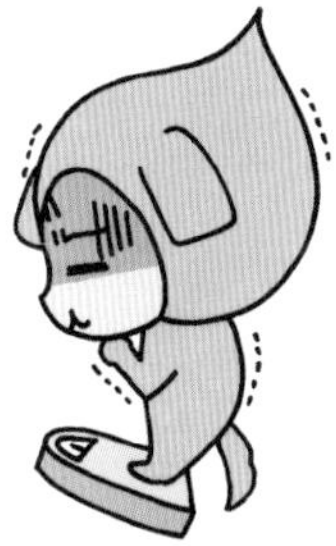

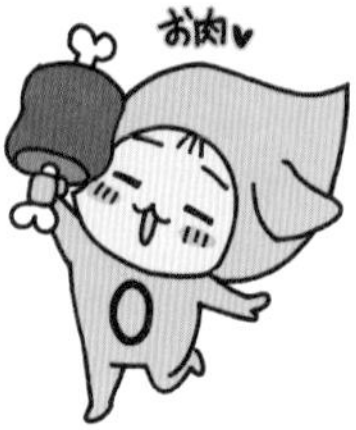

ダイエットをしようと考える人の多くは、まず食べる「量」を気にします。しかし、ダイエットにおいて本当に大切なのは「量」よりも「質」、つまり何を食べるかということです。

本書で解説する「血液型ダイエット」では食材を選んで食べることで、体をより健康にしていくことを目指します。そうすることで、**体を内側から活性化し、体がもっている本来の力で自然に代謝を高めていく**のです。その結果、無理に食べたいものをがまんしたり、食べる量を減らす必要もなく自然に痩せることができ、リバウンドの心配もありません。

「これまでどんな苦労をしてもダメだったのに、無理せず痩せられるなんて信じられない」と思う人もいるかもしれません。食事制限をして極端に摂取カロリーを落とす「食べないダイエット法」は、リバウンドをする可能性が非常に高いものです。しかし、体質を根本から整えていくことを目指す「血液型ダイエット」なら、約1週間、少なくとも1ヶ月もすれば、食事の量を減らさなくても、体重としても体のラインの変化としても、効果が表れてきます。

また、ダイエットにおいて体重やＢＭＩ（肥満指数）などの数値ばかりを気にする人もいます。しかし、人はそれぞれ顔が違うよう

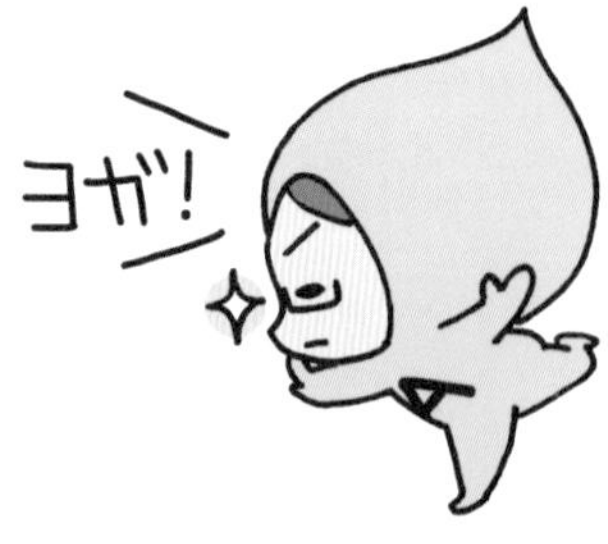

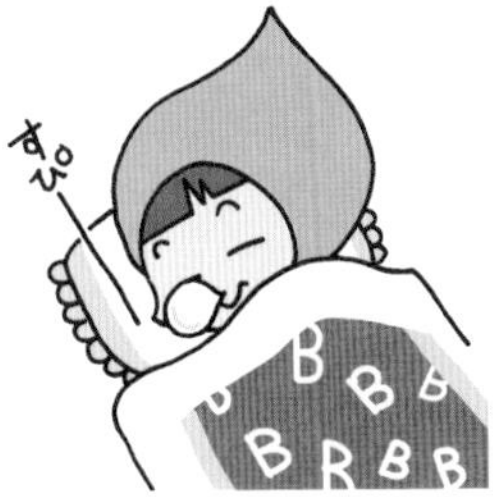

に、脂肪や筋肉の割合、骨密度も違います。数値はあくまであなたの体の状態を示すひとつの指標に過ぎません。

　では、何を目標にダイエットをすればよいのでしょう？
　それは**あなたの体の「見た目」**です。

　食生活の中でいろいろなことが間違っていれば、二の腕やお腹がダブついて太っていたり、肉と皮が骨にぶら下がっただけのように痩せていたり、体の形がいびつな状態になっているでしょう。運動せずに食事制限だけで痩せた場合、ＢＭＩでは痩せ型の部類に入っていたとしても、体の形は理想とはほど遠いということになります。
　つまり、自分の体を知るには、数値よりも「見た目」が最良の方法と言えるのです。

「血液型ダイエット」には、これだけ食べていればよいというものや、逆にこれは絶対に食べてはいけないというものはありません。自分の血液型に合った食材を中心にバランスのよい「質」の高い食生活を実践するだけで、自然と体を引き締めていくことができます。その結果、自分が満足できる理想的な体型に近づくことができるでしょう。

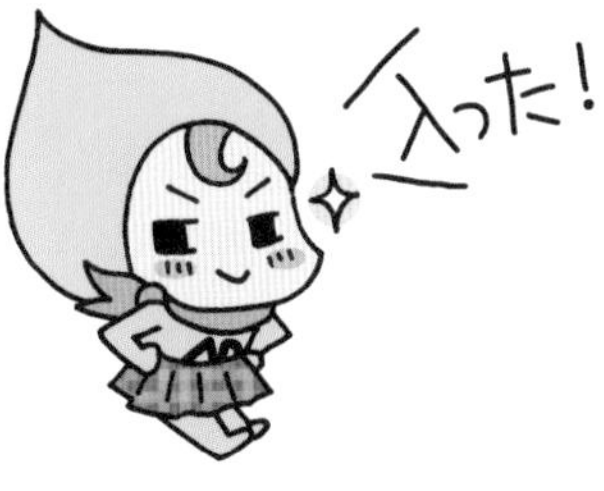

血液型のルーツにあった！

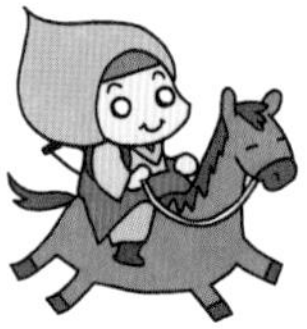

遊牧民族

約15000年前に誕生。馬に乗って移動しつつ生活し、主に保存食を食べた民族。

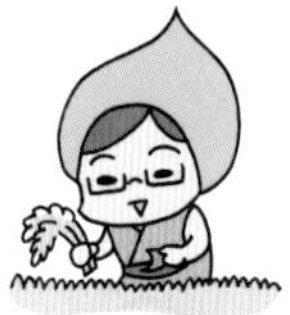

農耕民族

約20000年前に誕生。農耕を始めて、穀物や農産物を食べた民族。

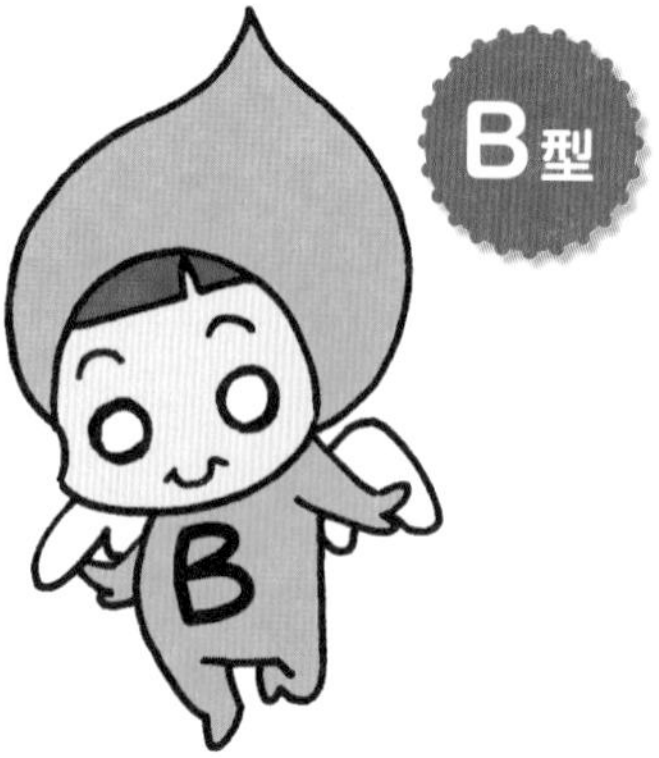

羊肉や乳製品が合う体質

遊牧民族の性質を受け継いでいるので、羊肉や牛乳、ヨーグルトといった乳製品が体に合っている。他の血液型と比べて環境の変化に強く、体が丈夫。

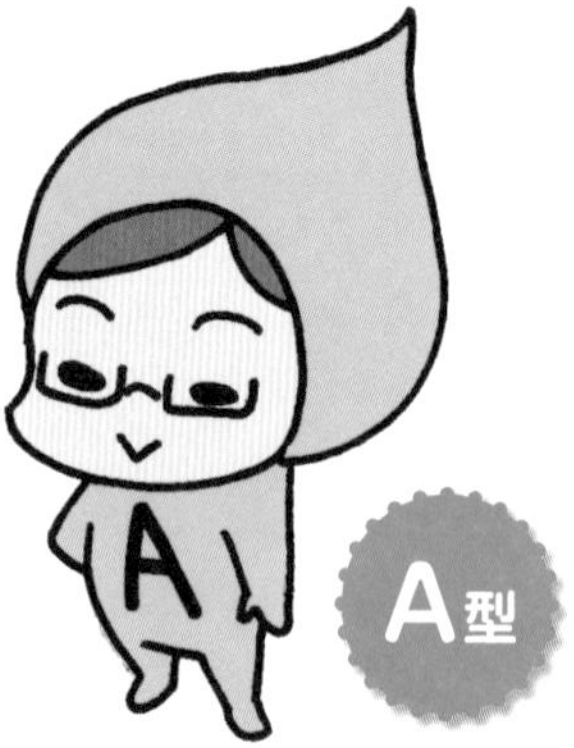

野菜や米に適した体質

日本人の中で一番多い血液型。農耕民族の性質をもっているので、植物性の食べ物と相性がよい。肉よりも野菜、小麦よりも米が合う。

地球上で最初に生まれたのはO型

人間の血液型は大きくA、B、O、ABに分類できます。4つの血液型は、人類の進化と深い関わりがあるのです。

世界で最も多い血液型と言われているのはO型。約40000年前、アフリカ大陸に現在の人類のルーツと言われるクロマニヨン人が現れました。

彼らのほとんどはO型だったと考えられ、「狩猟民族」である彼らは肉を食べて生活していました。

紀元前25000年から15000年頃には、アジアから中東の地域にA型の「農耕民族」が生まれました。彼らは穀物や農産物に対する耐性をもち、

ダイエットのヒントは

狩猟民族

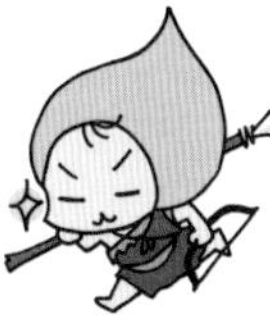

約40000年前に誕生した最初の人類。獣を狩って食べていた民族。

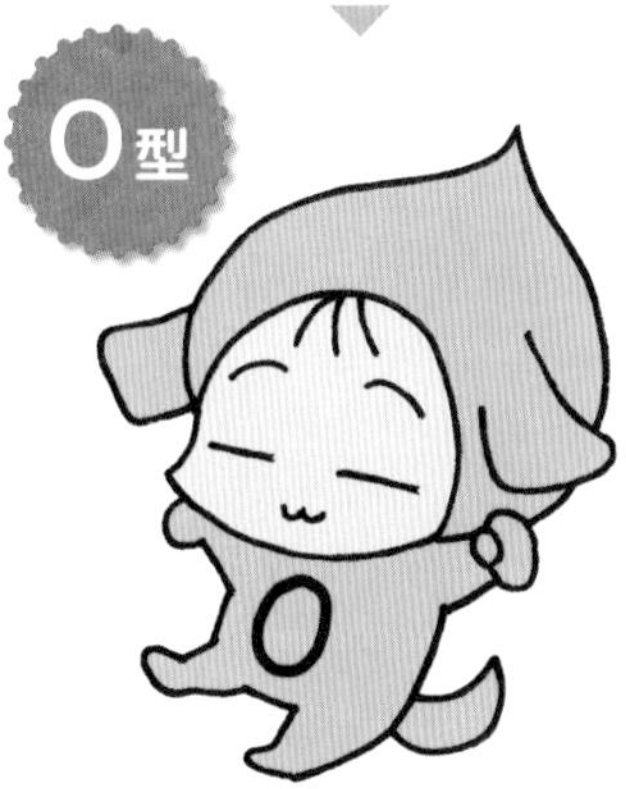

肉を食べても太らない体質

世界で一番多い血液型。狩猟民族は雑菌やウイルスなどが発生しやすい肉に対して耐性をもっていたため、O型は肉を食べても太りにくい。

混合民族

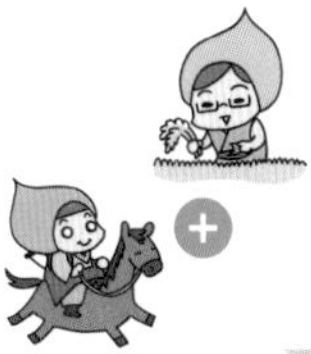

約1000年前、A型とB型の混血として現れた比較的新しいタイプの民族。

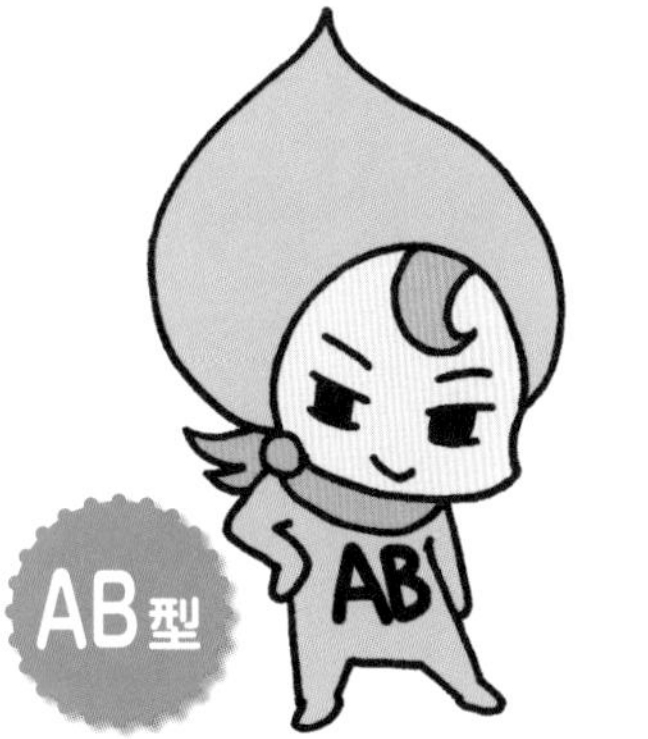

農耕＋遊牧民族の体質

世界で一番少なく、一番新しい血液型。A型とB型、両方の性質を受け継いでおり、食生活の変化にも臨機応変に対応できるという特徴がある。

狩猟時代とは異なる消化器官、免疫系をもつ民族として発展したのです。

　そして紀元前１５０００年から１０００年頃、現在のパキスタンやインド周辺のヒマラヤ山岳地帯でＢ型の遊牧民族が誕生。彼らは家畜の干し肉や乳製品など保存食からタンパク質をとる体質となっていきました。

　最後に現れたのがAB型です。AB型が世界的に見ても５％以下と非常に少ないのは、１０００年から１２００年ほど前までは存在しなかった、比較的新しい血液型だからと言われています。Ａ型とＢ型の混血によって誕生したAB型は「混合民族」。Ａ型とＢ型両方の特徴を受け継いだ、バランスのいい血液型と言えます。

理論

2

血液型ごとに合う・合わない食べ物がある

同じものを食べても、太らない血液型がある

４つの血液型にはそれぞれの性質があり、相性が合う成分と合わない成分があります。「体にいい」「痩せる」と思って、**自分の血液型にとって合わない「毒」となる食べ物を毎日食べてしまうと、体のバランスは崩れます。**

「食物アレルギー」は、本来は害がない食べ物に、体が過剰に反応することで起こると言われています。人の体は一度「異物」と判断すると、思いも寄らぬ反応を引き起こしてしまうことがあるのです。

実はこれと同じことが、血液型ごとに異なる私たちそれぞれの体にも起こっています。たとえ同じ食材であっても、ある血液型にとっては体の「栄養」となり、ある血液型にとっては危険な「毒」となることがあり得るのです。そして、知らないうちに食べている「毒」は私たちの気づかない間に体に蓄積され、過剰摂取されてしまう危険性があります。つまり、**自分の血液型にとって何が「栄養」となり「毒」となるのか？　それを知っておくことが、食生活とダイエットのうえで非常に大事なこと**だと言えるのです。

話題のダイエットが万人に効くとは限らない？

「○○さえ食べれば痩せる」と説く単品ダイエットは世の中に数多くあります。しかし、「○○を食べていたらかえって太った」「食べ過ぎて下痢をしてしまった」という人もいます。それは血液型によって「栄養」にもなり「毒」にもなる食材だからです。自分の体質に合わない単品ダイエットを続けると、かえって体に悪い影響を及ぼす場合があるので十分注意が必要です。

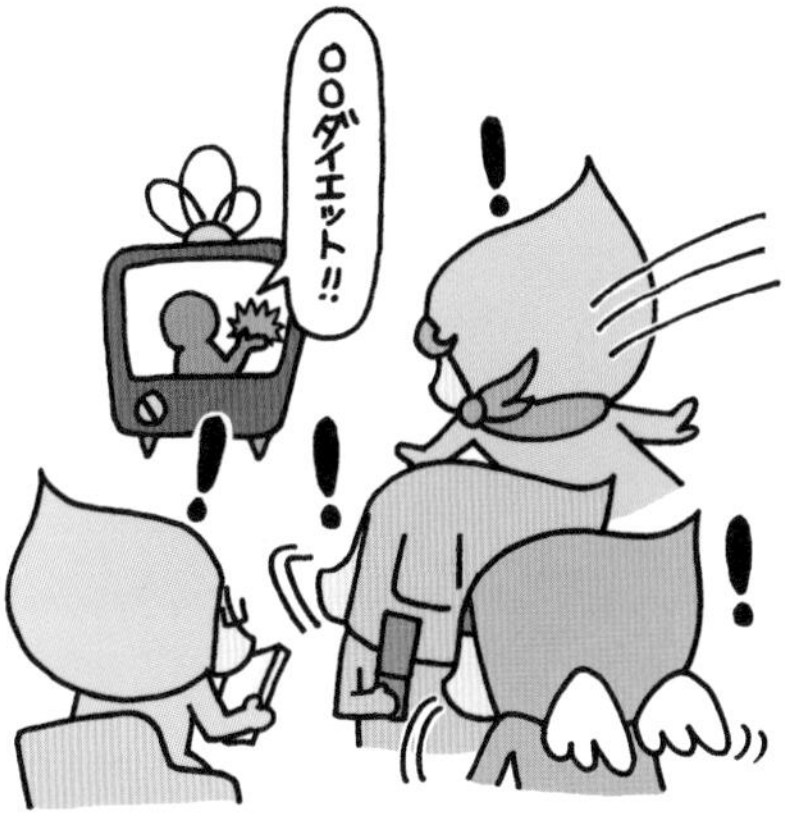

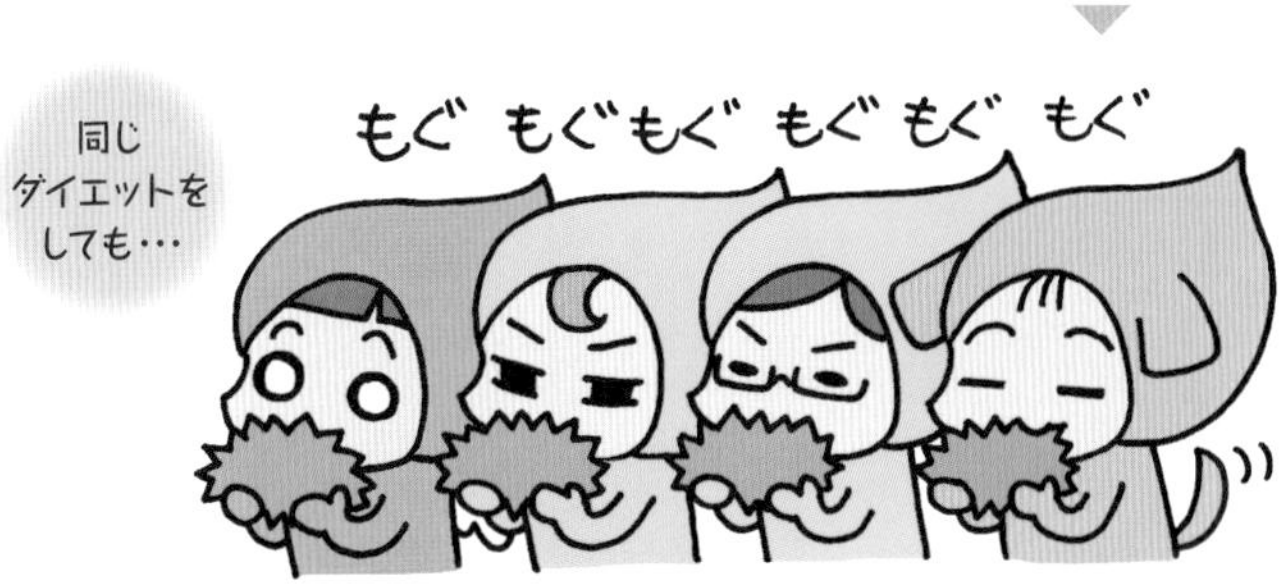

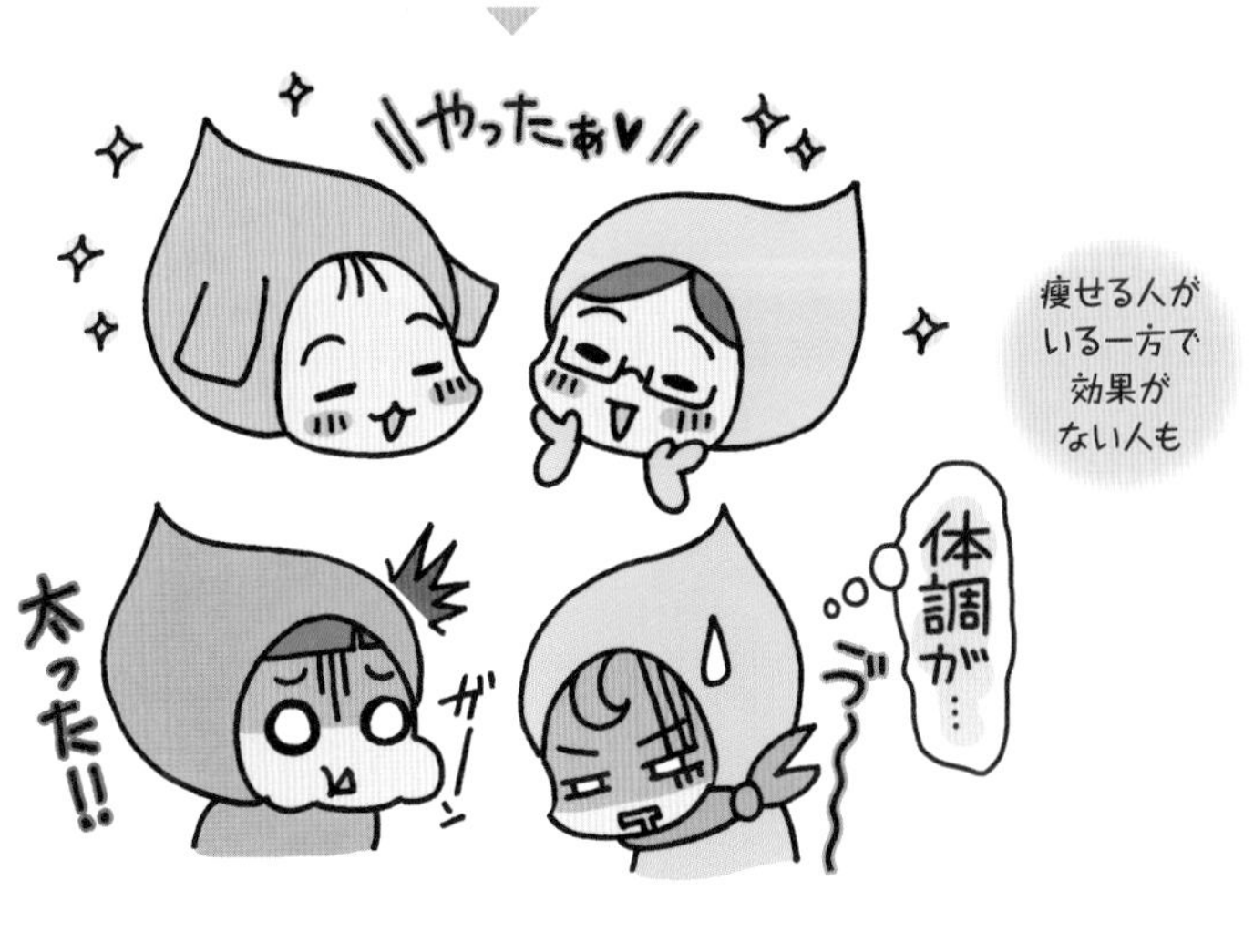

カギを握るのは、食物に含まれる“レクチン”

食材が「栄養」となるか「毒」となるか、血液型との相性を決めるのは、**食べ物に含まれるレクチンというタンパク質**です。

レクチンは１８８８年、ひまし油などの原料にもなるヒマの実から発見されました。ヒマの実から抽出した成分と血液を混ぜると、レクチンが糊《のり》のような役割をし、赤血球と赤血球をくっつけることで血液が凝集してしまうことがわかったのです。さらに研究が進むと、**この血液の凝集反応はそれぞれの血液型によって起こる場合と起こらない場合があることも判明**しました。

レクチンはほとんどの食べ物に含まれ、いくつかの種類があります。その中で、自分の血液型と合わない「毒」となるレクチンを多く摂取してしまうと、血液中で赤血球同士が結びつけられて凝集を起こすため、血液がドロドロになります。すると脂肪がたまりやすくなったり、むくみ、疲れなど体の不調を引き起こす原因となります。また、血液中の中性脂肪、悪玉コレステロールなどが増え過ぎて血液の流れが滞ると、ひどいときには血管の壁に脂肪がこびりついたような状態となる「脂質異常症」となり、動脈硬化などを引き起こすこともあります。

自分の血液型に合ったレクチンをとって血液がきれいになれば、細胞は体のすみずみまで自分の体に合った栄養素で満たされます。すると体が引き締まり、お肌もきれいになっていくのです。

血液型ごとに合う・合わないレクチンが！

合わないレクチンは太る元凶になる

例えばバナナのレクチンはB型の体質に合いますが、A型やAB型には合いません。鶏肉のレクチンはA型には合いますが、B型には合わず、コーヒーのレクチンはA、AB型には合い、O型にはNG。体質に合うレクチンを含む食材は体の代謝を上げるので太りにくく、合わないレクチンを含む食材は、体の機能を妨げ、太る原因となります。

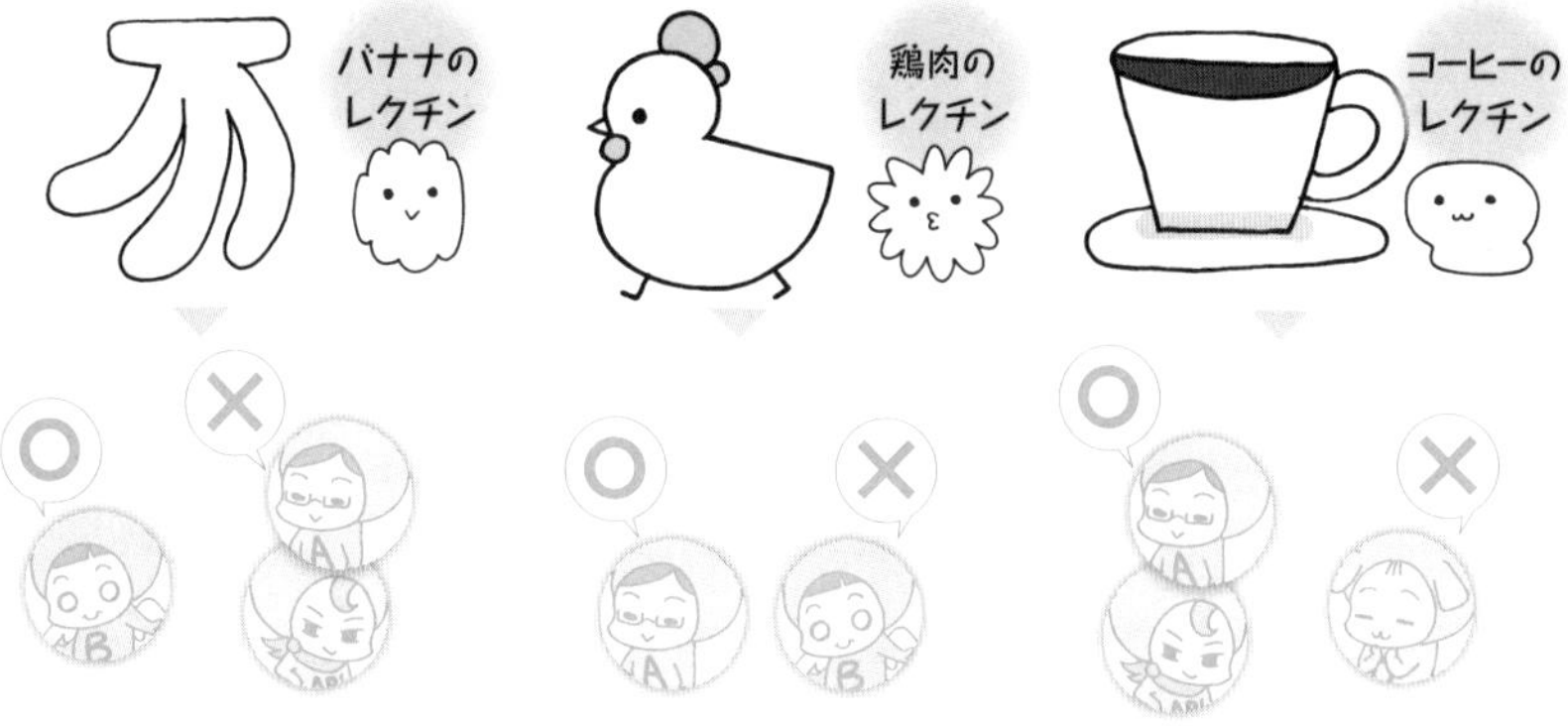

体質に合わない食べ物も２～３割食べてよい

基本的に体質に合わない食べ物も、普段から適度にとる分には問題ありません。例えば、「合うもの」を普段５食べているのであれば、１か２増やして食べ、「合わないもの」を５食べていたら、１か２減らして食べるとよいでしょう。１週間の中で「合うもの」「合わないもの」を７対３か８対２くらいの割合でとるようにイメージしてください。

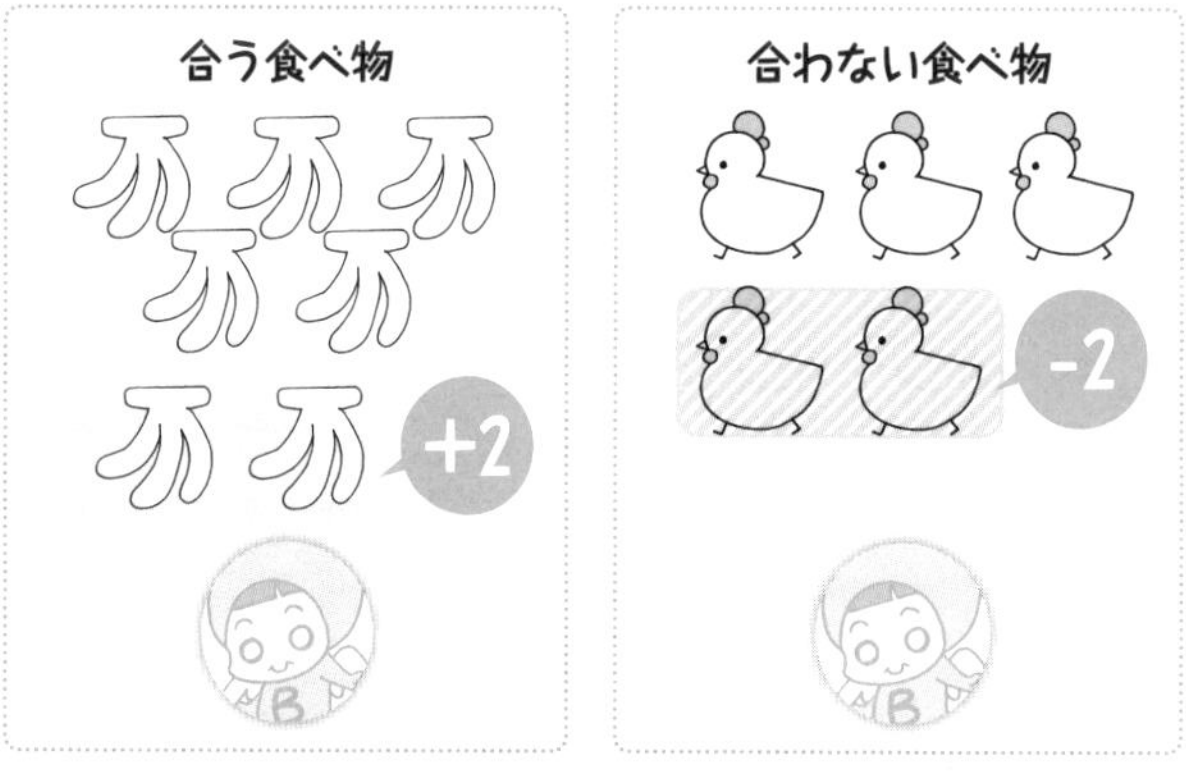

詳しくは
P28から！

理論 3

そのエクササイズ、実は合っていないかも？

血液型の“性質”を見極め効率的に痩せる

体質に合う食生活を続けていけば、自然と血液の質が高まるため、次第に血流がよくなり、体中の細胞が活性化されて、余計な脂肪が排出されます。これに加えて、運動を取り入れるとさらにダイエットの効果が倍増します。

世間にはダイエットに効くとされる〝〇〇エクササイズ〟といったものがたくさんあふれています。テレビで大々的に紹介され、タレントがそのエクササイズで痩せたとアピールしていたとしても、その方法が誰にも効果てきめんとは限りません。バランスのとれたきれいで健康的な体をつくるためには、体質に合う食べ物を選ぶと同時に、**自分の血液型に適した運動を取り入れることが大切**です。

なぜなら血液型の性質によって運動にも向き不向きがあるからです。A型ならゆったりとした運動、B型なら心と体に効くスポーツ、O型ならハードなトレーニング、AB型ならリラックスできる有酸素運動が特に有効です。食事だけでなく、ぜひ自分の血液型に合うエクササイズを実践してみてください。

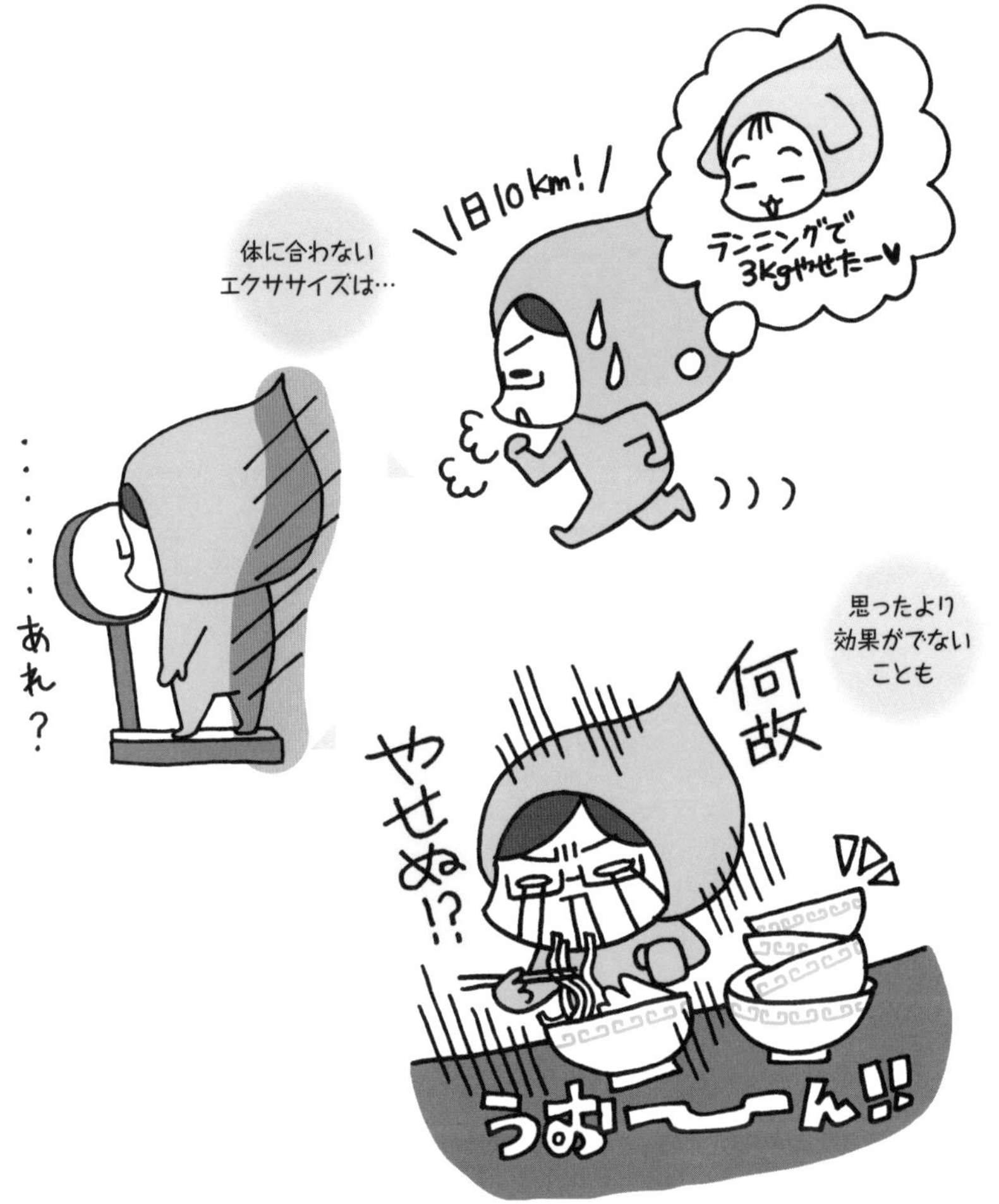

エクササイズの効果も血液型によって異なる

詳しくはP72から!

例えば、A型の人が毎朝、何キロもジョギングする激しいトレーニングをしても、成果が出ないことがあります。なぜなら、「農耕民族」のA型は胃腸が繊細で体にストレスがたまりやすく、性格も真面目で頑張り過ぎてしまう傾向があるので、ハードな運動ではかえって体に負担をかけてしまうことになるからです。同様に他の血液型についても合う・合わないエクササイズがあります。

「血液型ダイエット」のメリット

1　食べていい食材がたくさんあるので挫折なし！

▶好きなものがまったく食べられない、いくら続けても苦しいばかりとなると、ダイエットは長続きしないもの。「血液型ダイエット」には絶対に食べてはいけないものはありません。いろんなものを食べて食事を楽しむことができるので、挫折せずに続けられます。

2　体重が減るだけでなく理想のスタイルになれる！

▶食事の量を減らすだけのダイエット法では、体重は減ってもバランスのよい美しいボディラインになれるとは限りません。体の中から代謝を促していく「血液型ダイエット」なら、体のラインも引き締まり、理想のスタイルに近づけます。

3　バランスのとれた食生活で心も体も健康になれる！

▶少しくらい体に悪いものを食べてしまっても、その後に何日か体によいものを中心に食べていけばOK！ 毎日の食生活の内容をバランスよく改善していくことによって、心も体も自然と気持ちよく、健康的になっていきます。

4　無理なく痩せられるのでリバウンドなし！

▶「血液型ダイエット」では食べたいものを無理にがまんする必要がないのでストレスもなく、無理せず痩せられます。ただ摂取カロリーを減らすダイエットと違い、反動でかえって食べ過ぎてしまうということがないので、リバウンドの心配もありません。

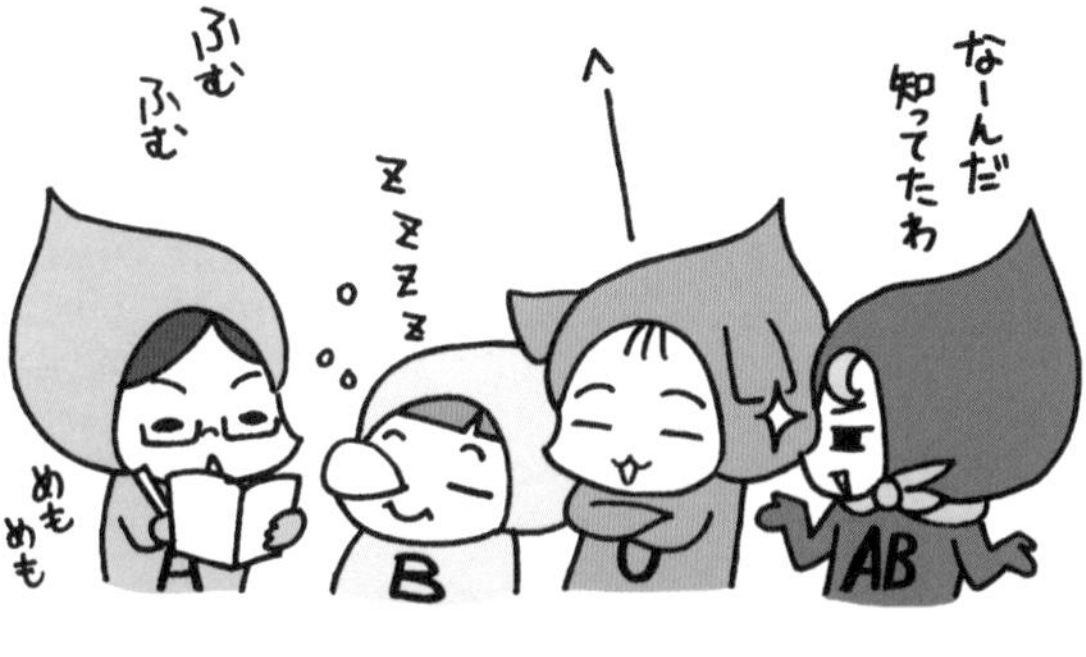

第2章

A型さんの基礎知識

異なる先祖をもつA、B、O、AB型は、基本となる体質や性質にも違いがあります。ダイエットをより効率的に行うために、まずは自分の体やマインドの特徴を押さえましょう。

check!!

A型さんをざっくり分析

農耕民族系のＡ型は、協調性がある真面目な性格。
肉や乳製品は苦手なベジタリアン。
ダイエット成功のポイントは、ずばり「野菜」です。

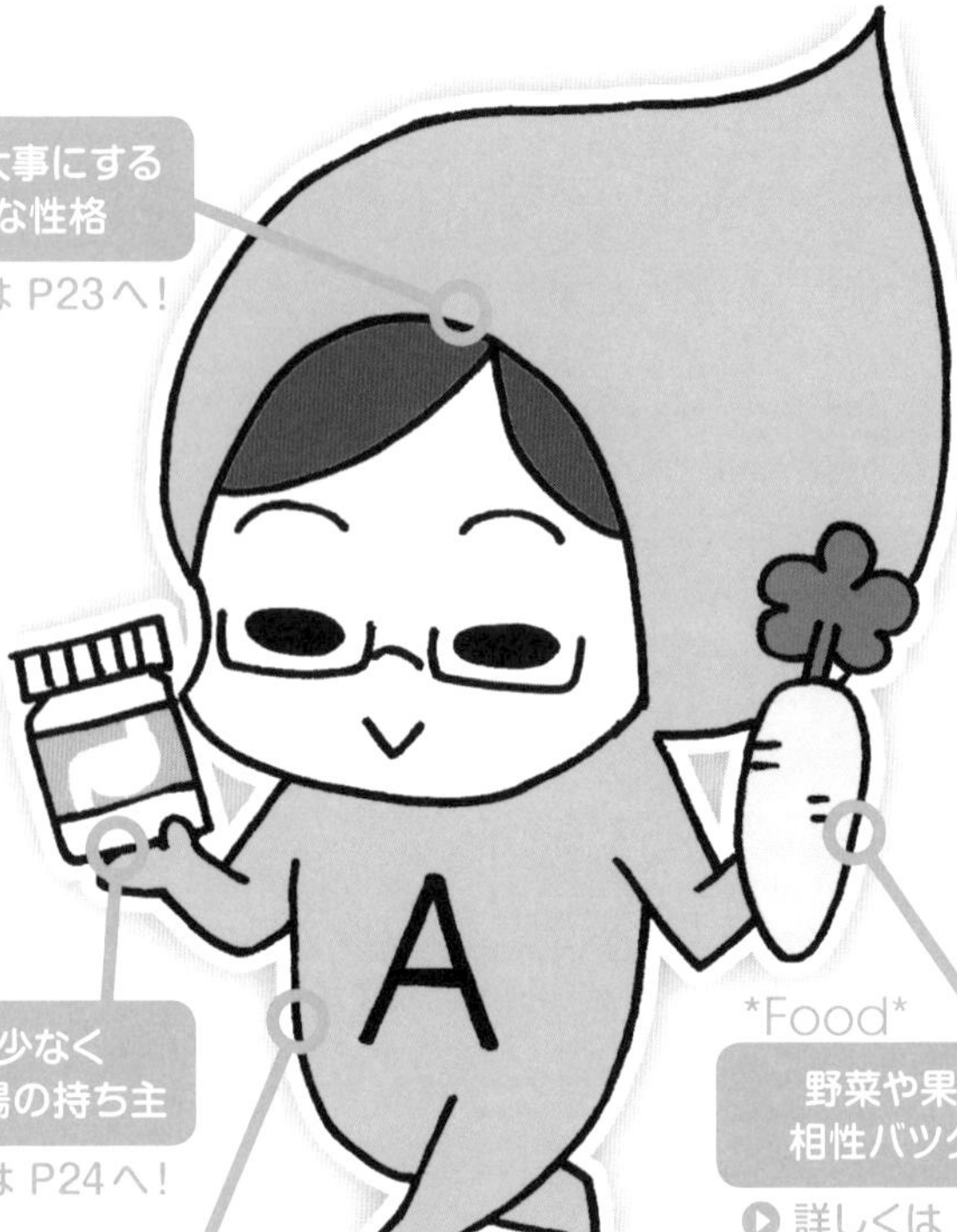

Mind

協調性を大事にする
真面目な性格

▶ 詳しくは P23へ！

Body

胃酸が少なく
繊細な胃腸の持ち主

▶ 詳しくは P24へ！

Food

野菜や果物と
相性バツグン！

▶ 詳しくは
P26へ！

Condition

ストレスに弱く
ホルモンバランスを崩しがち…

▶ 詳しくは P25へ！

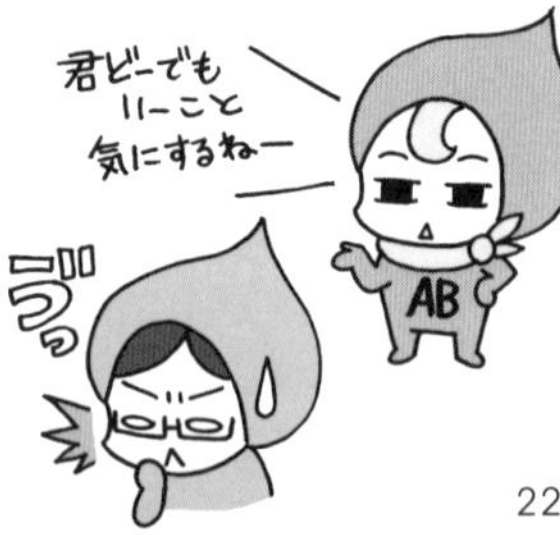

基礎知識

1

A型さんってこんな人

まずは自分の血液型の性格や体の特徴や体調、マインドを改めて振り返ってみましょう。思い当たる項目をチェック！

Q A型さんってどんな性格？

▶生真面目な頑張り屋！ A

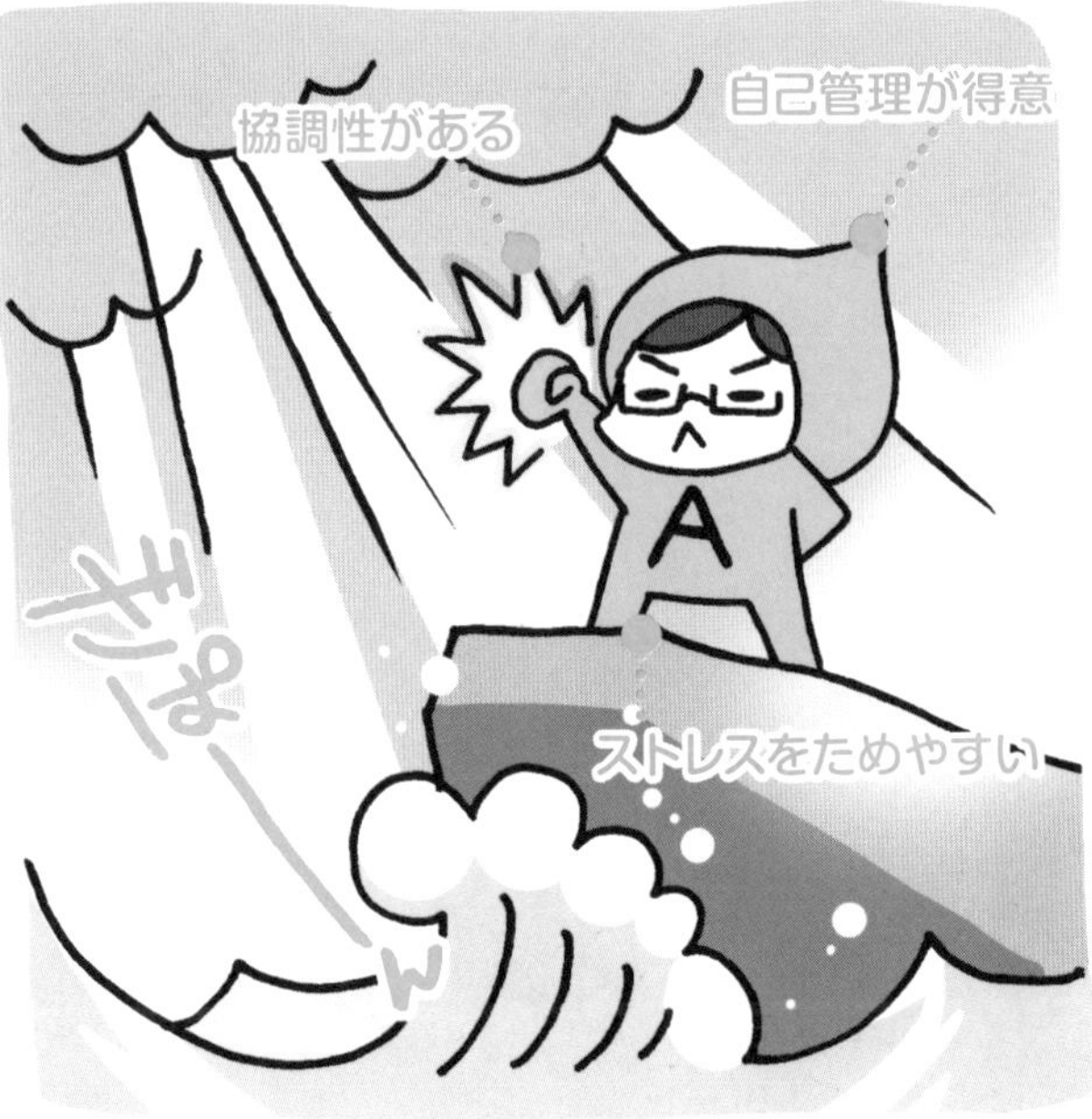

計画的で慎重な性格　集団のルールが第一

農耕民族を祖先にもつA型は、几帳面かつ慎重な性格で、計画通りに物事を実行しようと考えます。また、集団で生活する民族であることから、ルールを守ることを第一に考え、協調性と礼儀を重んじます。そのため、自分の意見は言わずにがまんして、周囲に合わせようとするところがあります。

なお、一度やると決めたことは真面目に頑張る面も。その結果、かえってストレスをためこんでしまう場合があります。

A型さんの体の特徴は？

動物性タンパク質が合わず ストレスの影響を受けやすい

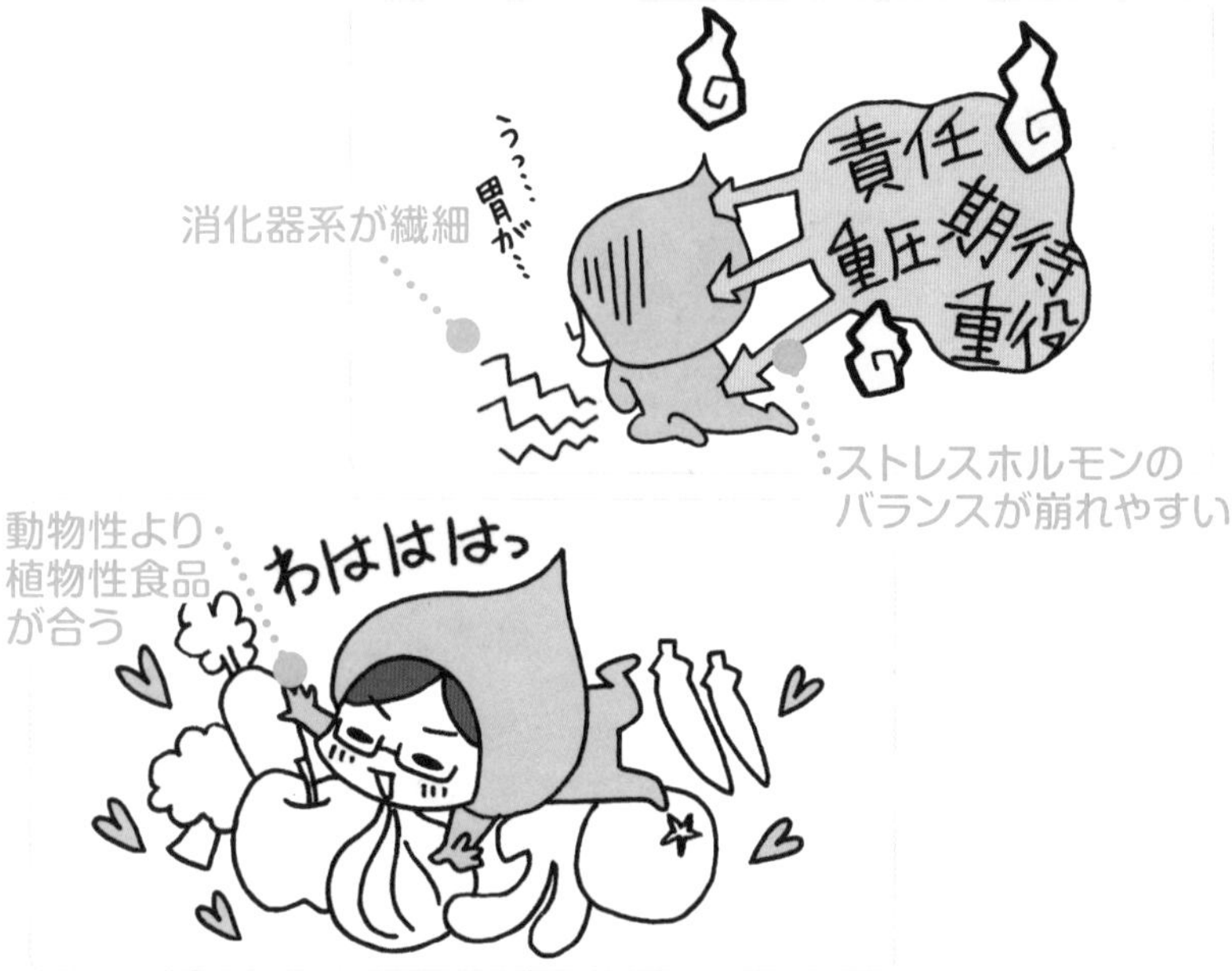

農耕民族系のA型は肉よりも野菜が合う

自身で作物を育て、収穫することで食糧を得ていた「農耕民族」の体質を受け継ぐA型。農耕民族となったのはO型の狩猟民族の中でも肉にありつけなかった、あるいは肉と体質が合わなかった人々、と考えられます。

そんな繊細な消化器系をもつA型の体質に合うのは、肉よりも野菜です。O型は肉をエネルギーとして燃焼することができますが、A型は逆に脂肪として蓄えてしまう性質があります。また、傷んでいるものや悪いものも体に影響が出やすいです。

さらにストレスを受けるとホルモンのバランスが崩れやすいというのも特徴です。

A型さんが特に気をつけたい不調は？

消化器系と心疾患には特に注意を！

こんな病気になりやすい！

- ガン
- 結核
- 糖尿病
- 肥満による心機能低下
- 心筋梗塞

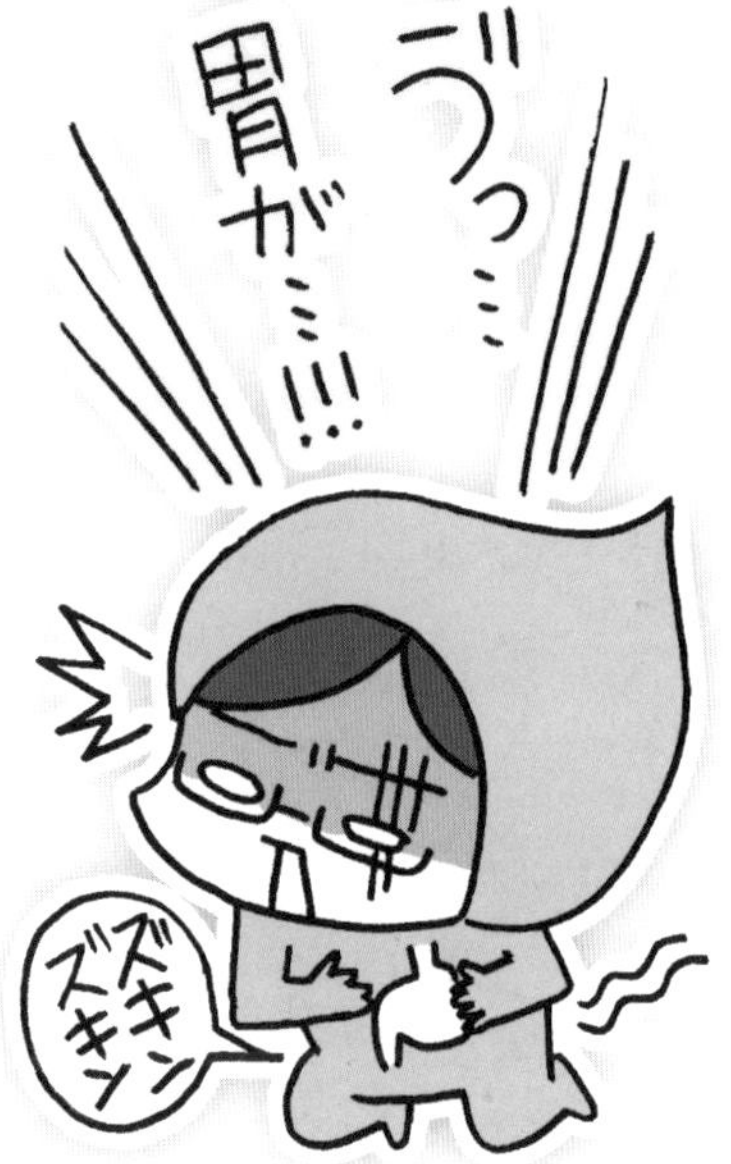

消化器系が弱いA型 肉・乳製品に注意

A型は免疫力が弱く、かかりやすい病気の代表としてガンや結核などが挙げられます。また、肉のとり過ぎでむくみの症状が出たり、乳製品をとり過ぎると心機能低下を引き起こす場合があるなど、動物性の食べ物に対する耐性がないと考えられています。

また、A型は胃酸が少なく、お腹を壊しやすい体質です。胃腸の調子を整えるため、毎朝ぬるめのお湯にレモン半個分の搾り汁を入れて飲みましょう。

さらにA型は、ストレスに弱いのでハードな運動は不向き。運動のし過ぎで体調を崩すこともあるので気をつけましょう。

基礎知識

2

A型さんの食のガイドライン

口に入れるものが重要となる「血液型ダイエット」。無理のない範囲で太りにくい食材を選ぶことが成功への第一歩です。

Q A型さんの食の特徴は?

A ▶野菜・豆類が中心のベジタリアン

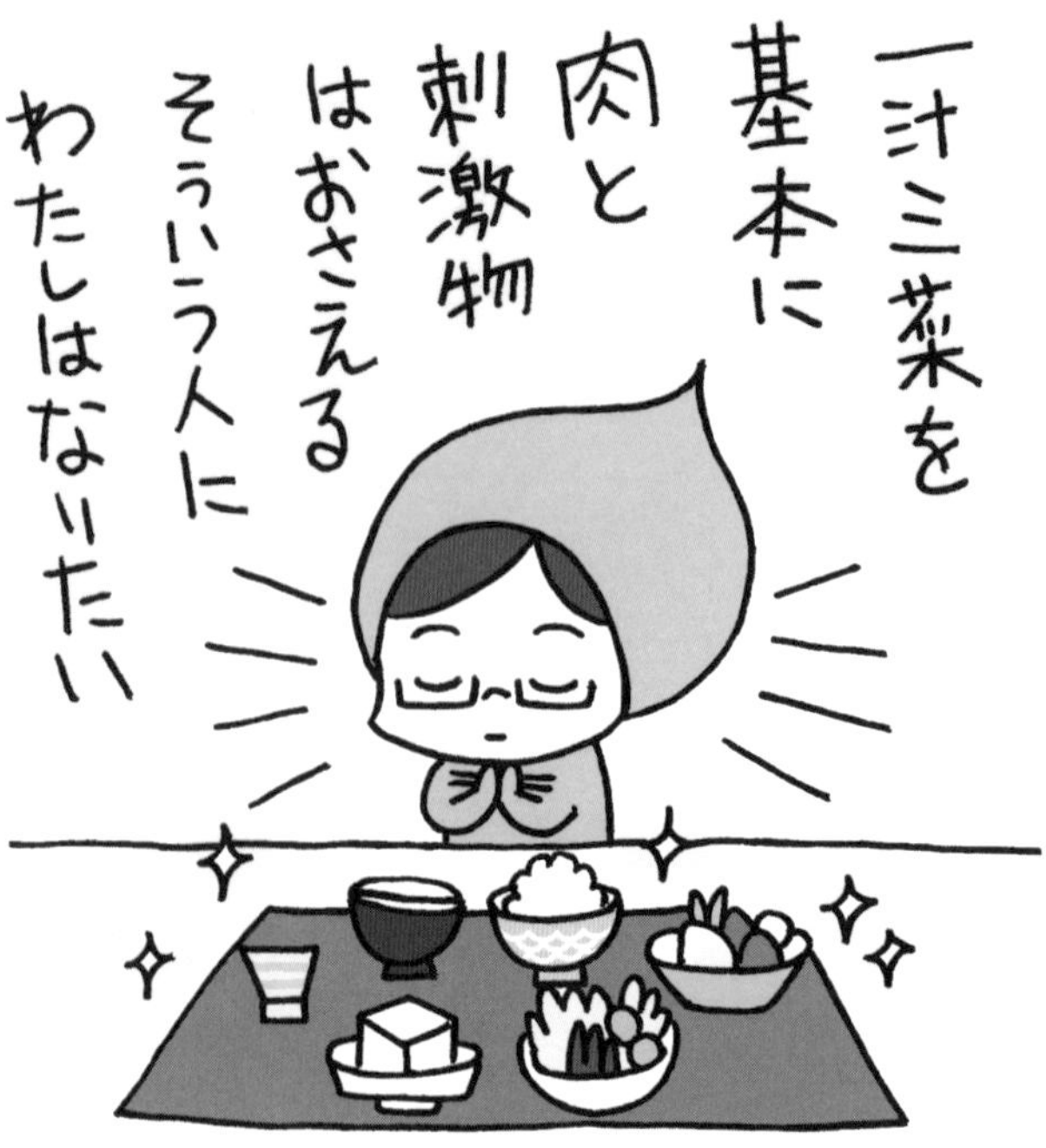

植物性の食品を選んで食べるべし

A型に合うのは植物性食品です。野菜はA型の代謝を促し、脂肪や老廃物を外に出してくれます。野菜は一緒に油をとると栄養素の吸収がよくなるので、あまり油分が必要ないA型の体質でも、少量の油を使用した野菜料理がおすすめです。

また、A型にとって貴重なタンパク源となるのが、良質な植物性タンパク質を含む食材です。豆腐、納豆など大豆食品、ピーナッツやアーモンドなどナッツ類を意識してとりましょう。

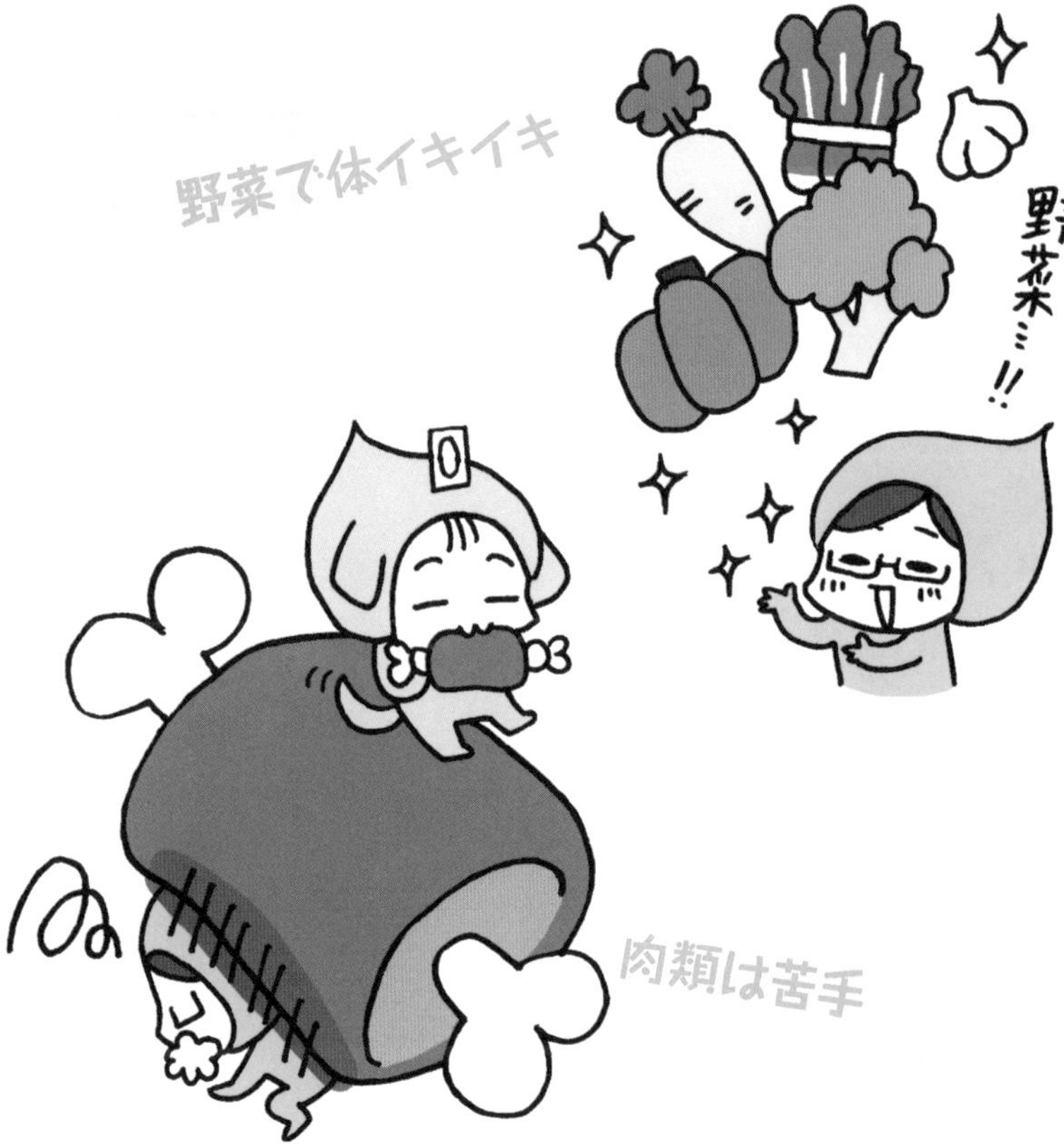

動物性のものはなるべく避けよう

A型の人は、動物性食品である肉類や乳製品はなるべく避けるべきです。

どうしても肉を食べたい場合は鶏肉にしてください。その場合、直火またはオーブンでできるだけよく焼きましょう。また、乳製品が合わないため、牛乳ではなく豆乳で代用するよう心がけましょう。

さらに、ハム、サラミ、ソーセージなどの加工食品は、亜硝酸塩を含んでいるため、胃酸の少ないA型の人がとると、胃ガンなどの危険性が高まります。なるべく口にしないほうがよいでしょう。トウガラシやコショウなどの刺激物も控えめに。

基礎知識

3

A型さんに合う食材・合わない食材

体質に合わない野菜はとり過ぎに注意

野菜と相性抜群のA型ですが、中には体質に合わない野菜もあります。特に体に悪い影響を与えるのが、トマトとナスです。これらは、レクチンの働きでA型の人が食べると強い凝集作用が起こって、消化管にも悪い影響があるので、食べ過ぎには注意しましょう。さらに、ジャガイモ、サツマイモ、ヤマイモなどのイモ類のレクチンにも、A型は過敏な反応を起こす傾向があります。とり過ぎないよう気をつけるべき食材です。

Bad! A型さんが“太りやすい”野菜

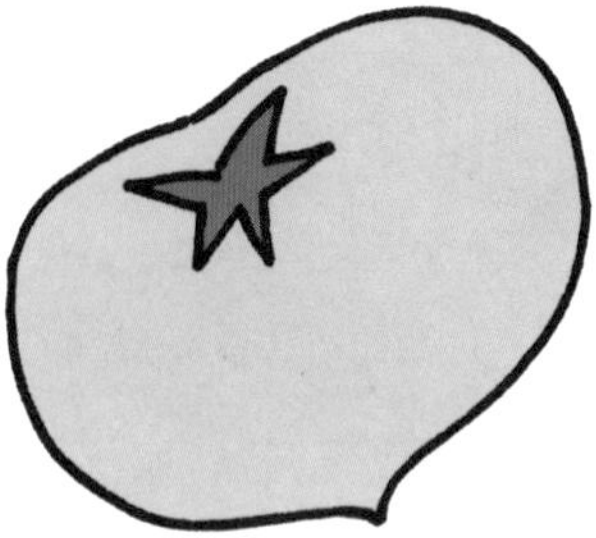

トマト

レクチンに強い凝集作用があり、消化管に悪い影響を及ぼす。

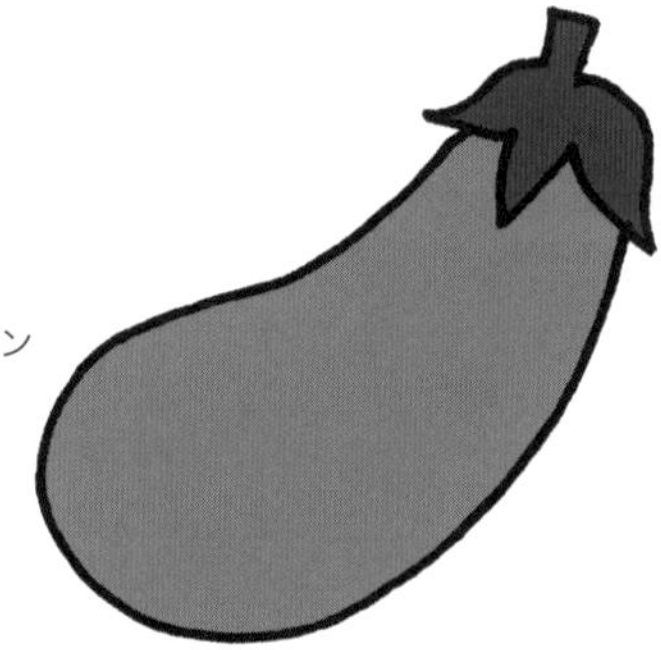

特に注意

ナス

トマトと同じく、レクチンに強い凝集作用がある。

キャベツ・紫キャベツ

アブラナ系の野菜は甲状腺機能障害を引き起こす原因となる。

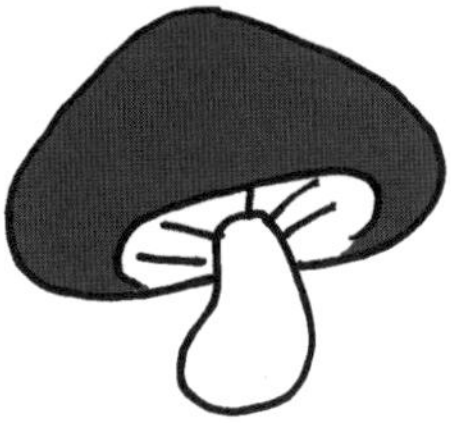

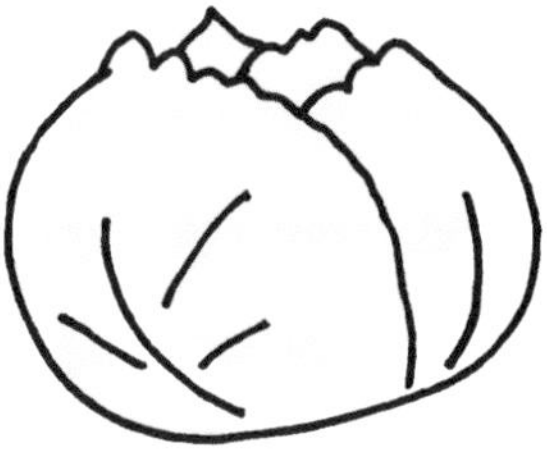

シイタケ

キノコ類の中でも、アレルギーを起こしやすい。

ジャガイモ

含まれるレクチンにＡ型は過敏な反応を起こしてしまう。

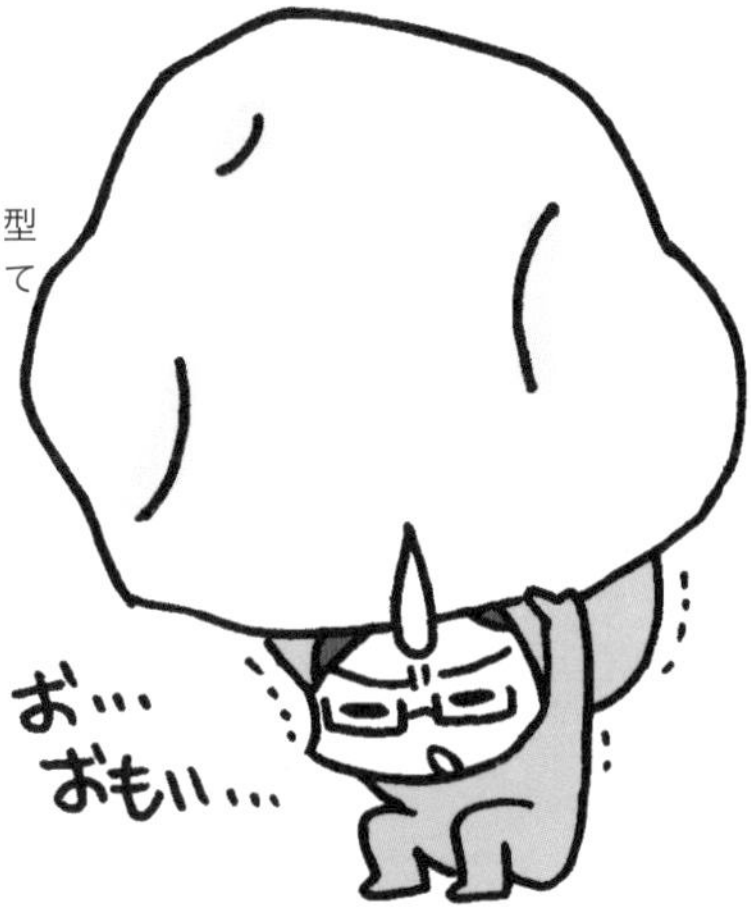

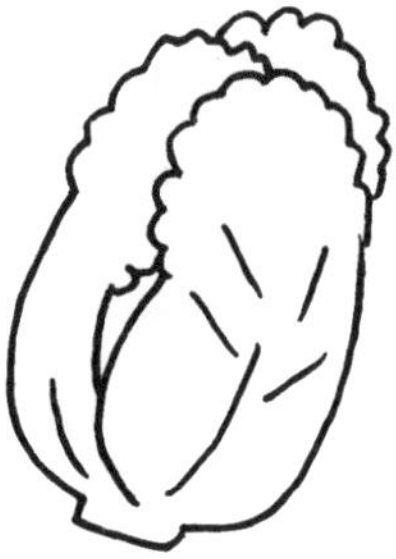

ハクサイ

日本人にはなじみ深い食材だが、Ａ型には悪影響を与えるレクチンを含む。

サツマイモ・ヤマイモ

これらに含まれるフェニルアラニンが、脂肪燃焼酵素の働きを悪くする。

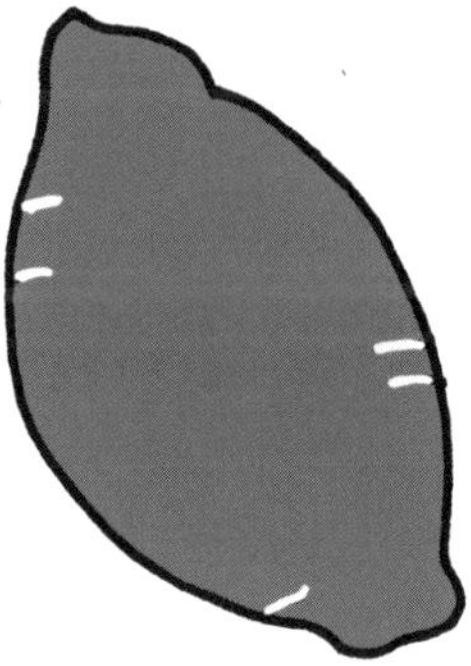

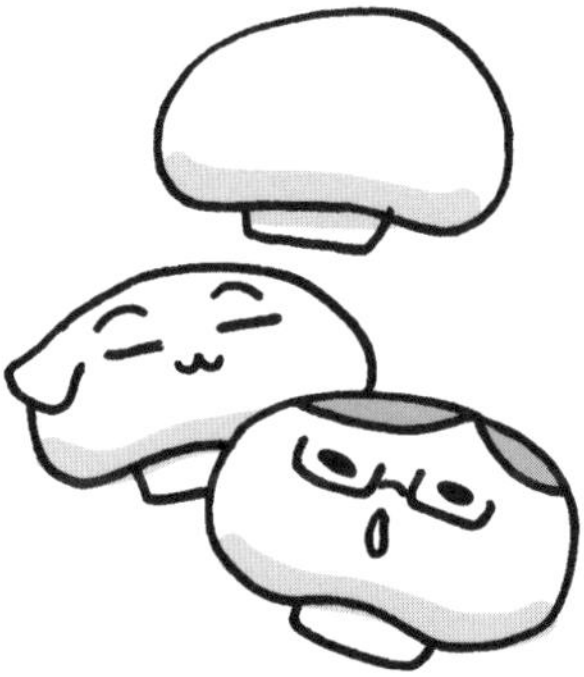

マッシュルーム

発ガン性のあるレクチンを抑制してくれるが、血液の凝集作用は強い。

Good! A型さんが“太りにくい”野菜

ニンニク

天然の抗生物質とも言える食材。疲れにも有効。

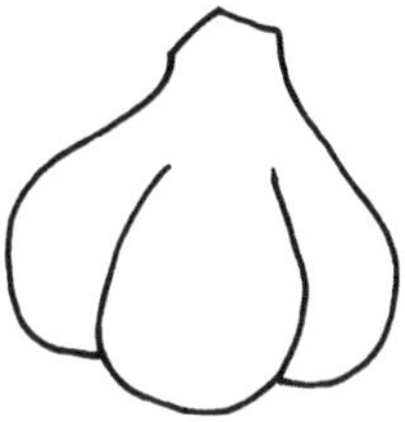

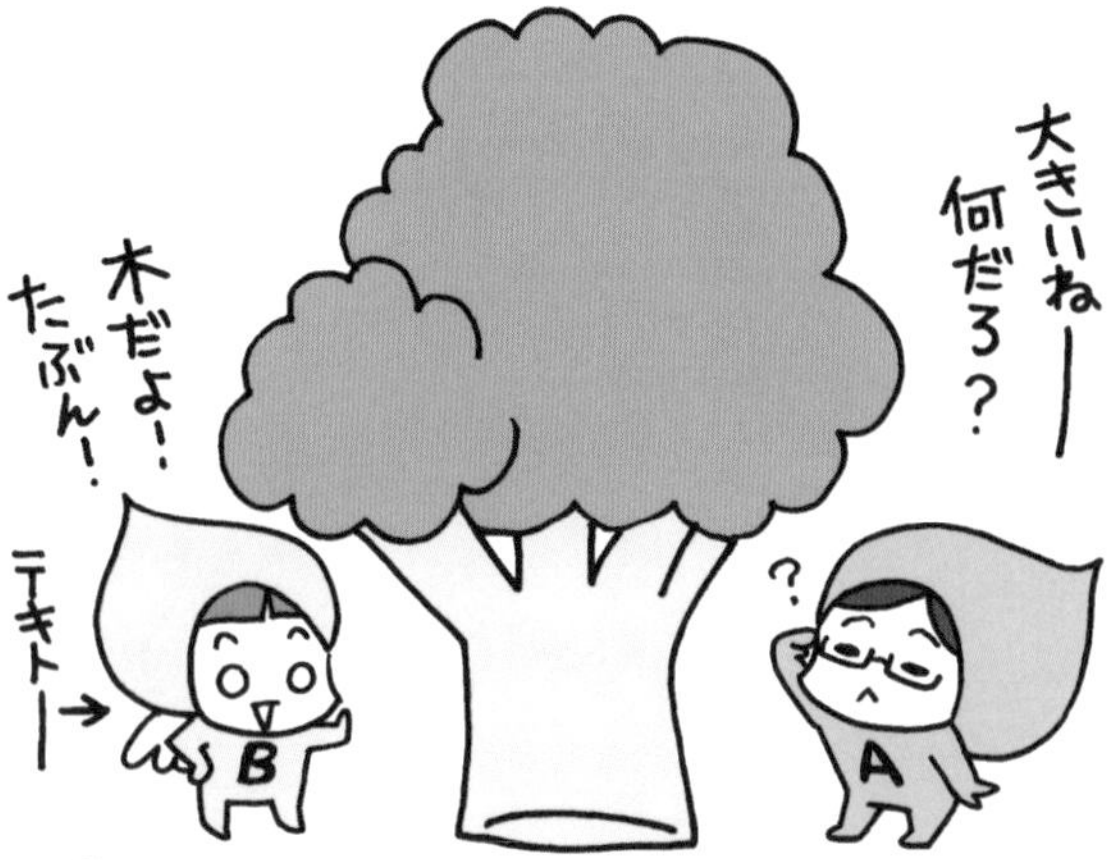

特にオススメ

ブロッコリー

抗酸化作用がある。免疫系の働きを助けてくれる。

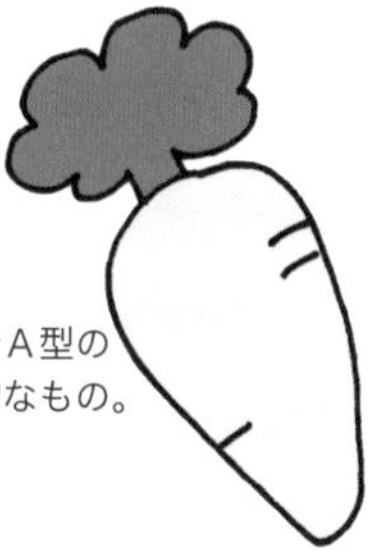

ニンジン

緑黄色野菜の中でA型の体質に合う代表的なもの。

いろんな野菜をとって内側からきれいになろう

ミネラルや酵素、天然の抗酸化剤をたっぷり含んだ野菜は、A型の食生活に欠かせない食材。様々な種類の野菜を食べて体の代謝を促進し、脂肪や老廃物を外に出して細胞から体をきれいにしましょう。

特にダイエット効果があるのは、ブロッコリー、ホウレンソウ、オクラなどの緑色野菜、ニンジン、カボチャなどの黄色野菜です。色素が薄い野菜ではカブもおすすめ。調理の際は、パセリやニンニクなどをアクセントに使うとさらに効果的です。野菜はA型に必要な植物性タンパク質も豊富。毎食、必ず食べるよう心がけを。

特にオススメ

ホウレンソウ

マグネシウムを多く含む。
A型に合う緑色の野菜。

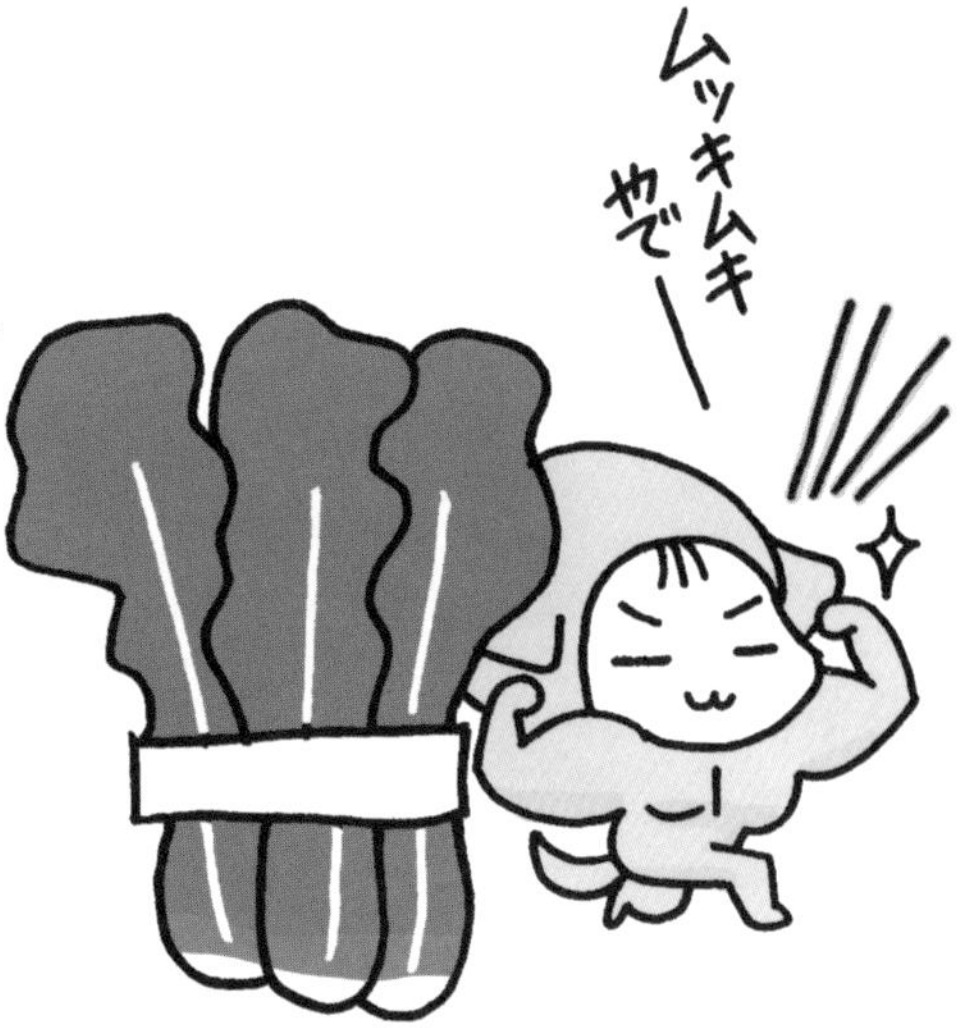

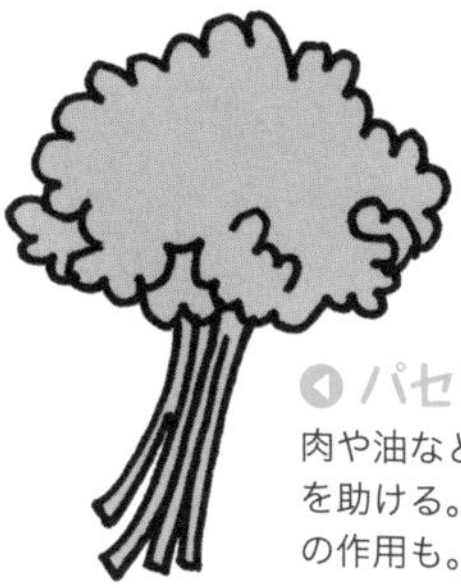

パセリ

肉や油などの消化を助ける。毒消しの作用も。

カブ

根より葉にカルシウム・鉄分他多くのミネラルが含まれ抗酸化作用がある。

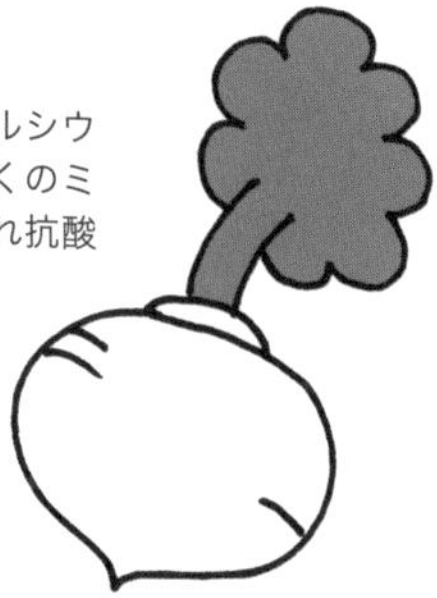

ショウガ

体を温め、代謝を上げてくれる効果あり。

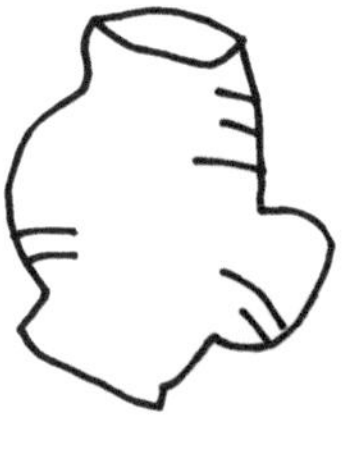

カボチャ

抗酸化作用があり免疫の働きを高めてくれる。ガンになりやすいA型にはおすすめの食材。

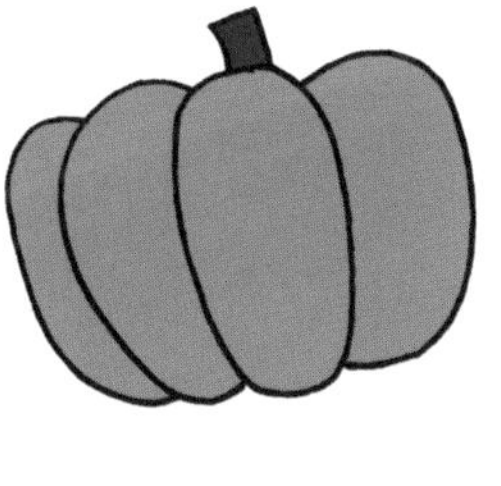

オクラ

抗酸化作用があり、ぬめりの元にはコレステロールを減らす効果がある。

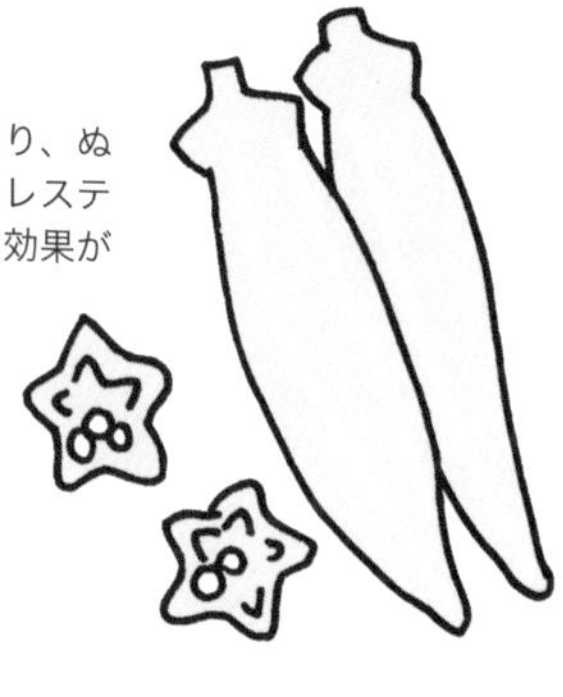

Bad! A型さんが"太りやすい"肉・魚

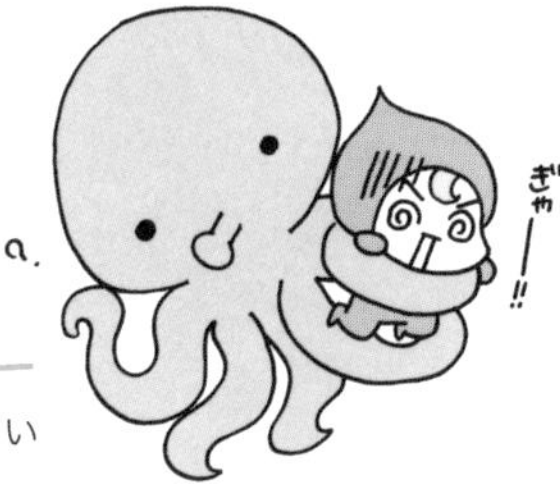

タコ

日本人に馴染み深いが、A型に悪く働くレクチンやポリアミンを含む。

カニ・エビ・ロブスター

甲殻類はA型の体には合わないので要注意。

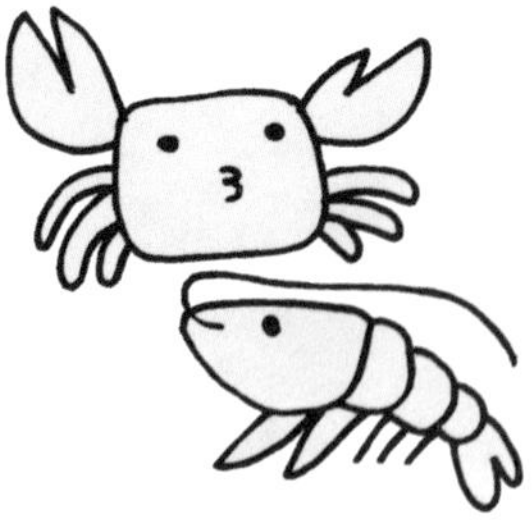

イカ

タコ同様、悪い働きを及ぼすレクチンやポリアミンを含む。

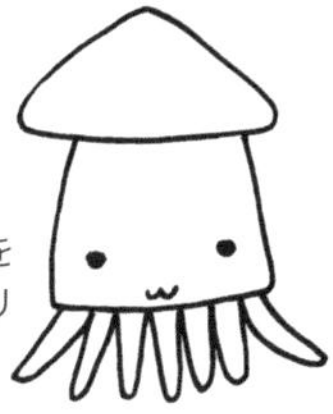

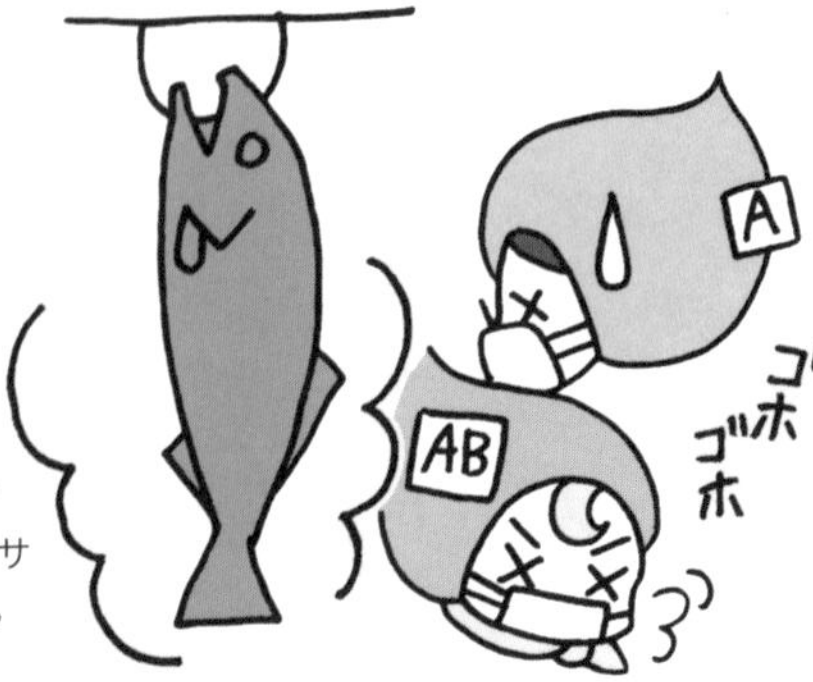

特に注意

スモークサーモン

燻製にされることで、生のサケにはないレクチンが発生。

豚肉は太るもと! カニやエビも控えて

A型の体は動物性タンパク質がうまく消化できないため、肉類はなるべく避けましょう。基本的に、鶏肉以外はおすすめできません。

肉が体質に合わない一方で、魚介類とは相性がいいA型ですが、一部の食材には気をつけましょう。例えば、イカやタコ、スモークサーモンなどです。また、ホタテやハマグリなどの貝類、カニ・エビ・ロブスターなどの甲殻類も、A型の体質には合わない食材と言えます。

その他、ウナギやスッポン、キャビアも太りやすいので、ダイエット中は控えたほうがよいでしょう。

▲ 鴨肉

肉類全般が不向きなＡ型にとっては鴨肉も苦手な食材。

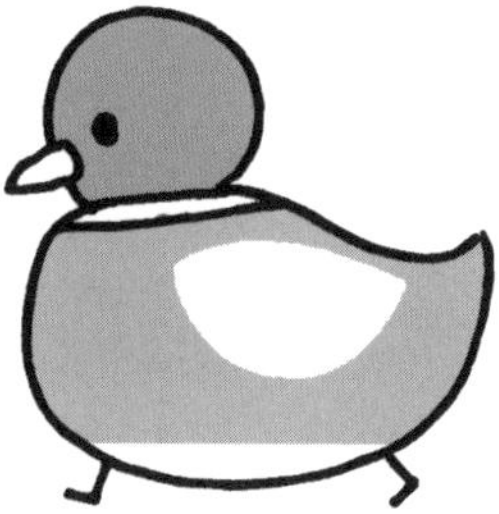

▼ ベーコン・ハム

加工食肉は多くの化学添加物が含まれているので、特に控えたい。

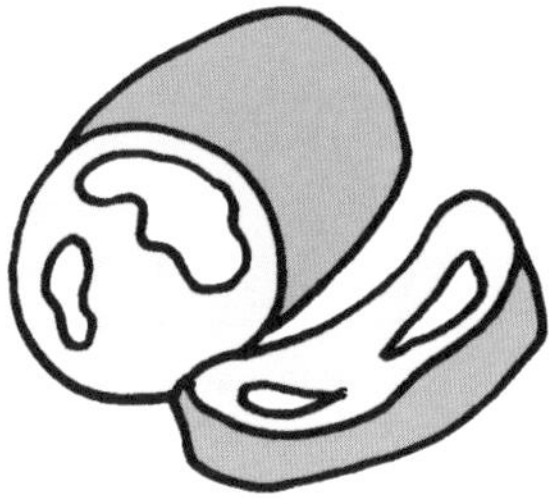

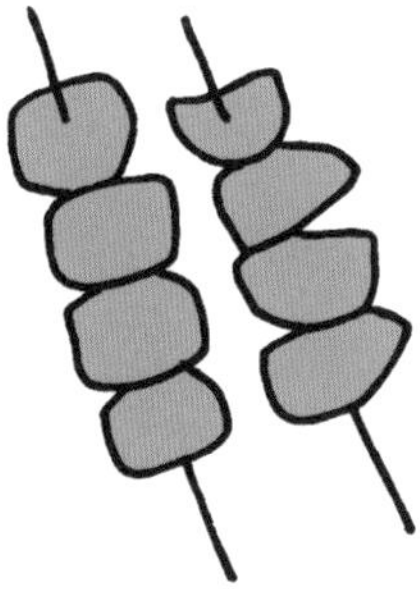

◀ ハツ・レバー

ハツ・レバーを代表とする内臓肉は消化が悪く、Ａ型の体に負担がかかる。

▼ 豚肉

Ａ型は豚肉を消化するための酵素と胃酸が不十分。食べ過ぎると、心臓病やガンになる危険性も。

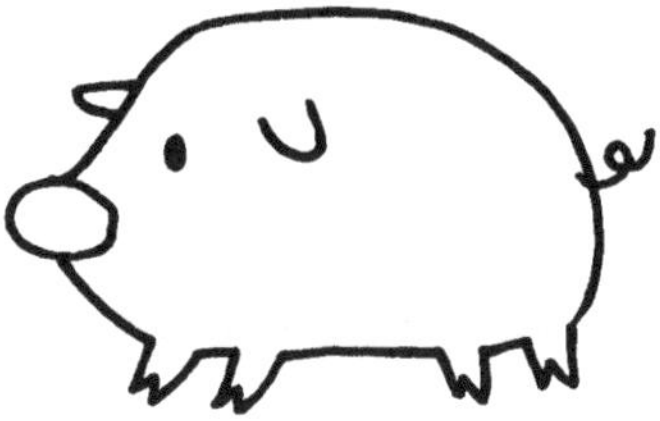

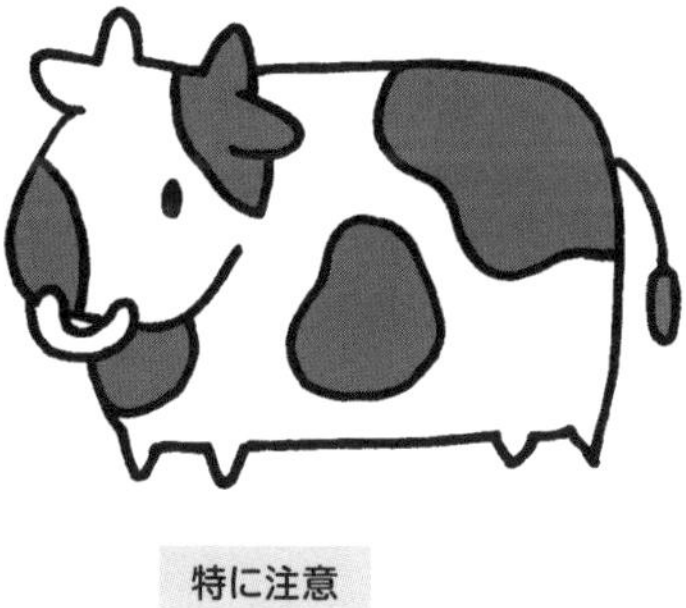

特に注意

▲ 牛肉

牛肉を食べる場合は、脂肪の少ない赤身肉を選ぼう。

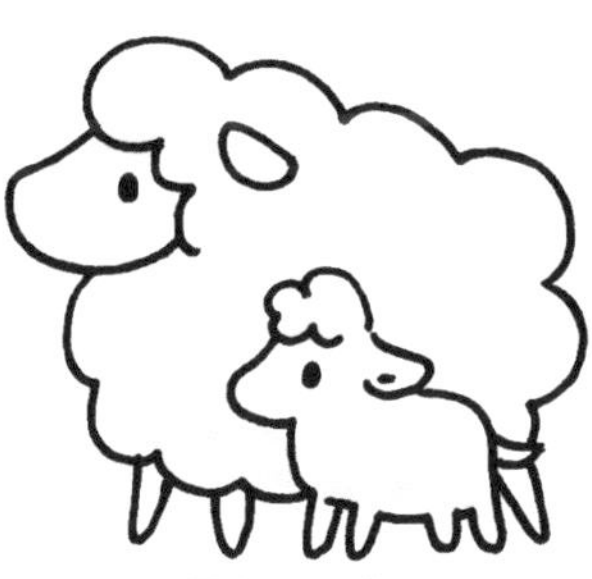

▲ ラム・マトン

他の血液型には合いやすいラム・マトンも、Ａ型には合わない。

Good! A型さんが“太りにくい”肉・魚

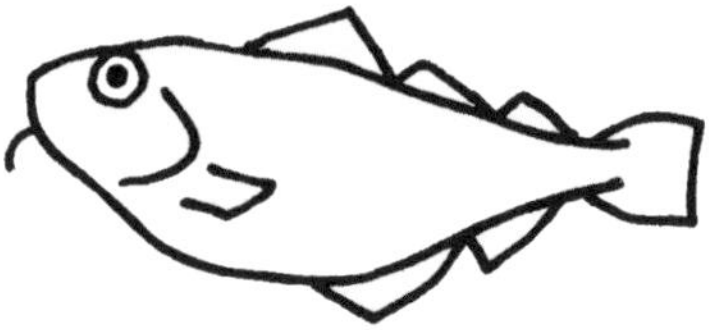

タラ

DHAやEPAといった体にいい油を多く含む。鍋ものに入れるのもおすすめ。

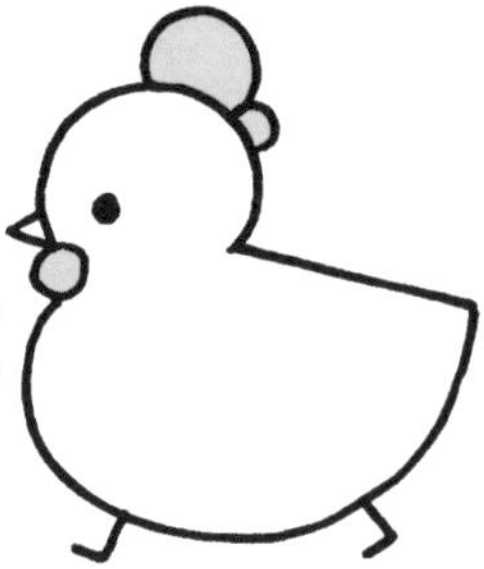

鶏肉

A型にとって肉類は合いにくいが、比較的鶏肉はOKな部類。

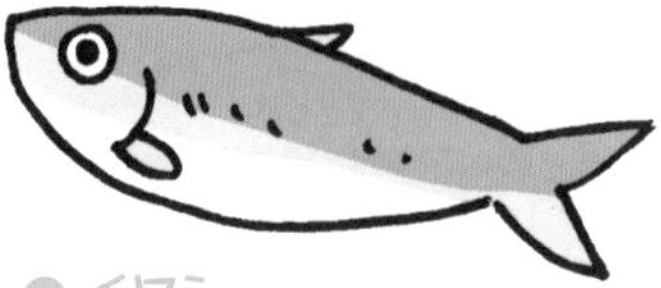

イワシ

サバと並び栄養豊富。骨の成長に不可欠なカルシウムとビタミンDもたっぷり。

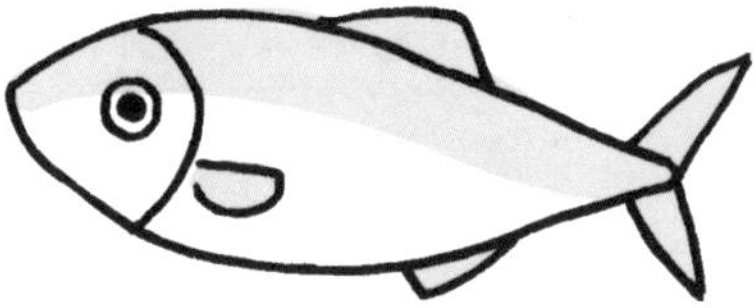

サバ

脳や神経の発達に良いとされるDHAやEPAの豊富なサバはA型に合ったレクチンを含む食材。

肉なら鶏肉を選ぶべし 魚はたっぷり食べよう

A型の場合、ダイエット中は肉類を控えるべきです。肉を食べるときは量を食べ過ぎないよう注意を払い、野菜も一緒にとるよう意識してください。

基本的に、A型の体には肉類が合いません。食べるなら鶏肉にしましょう。ただし、同じ鳥でも鴨はおすすめしません。また、豚肉を食べるよりも、牛肉の赤身を選んだほうが、A型の体にはよい効果があります。

油分が不足しがちなA型の人は、魚を積極的に食べましょう。魚には体にいい油が含まれています。魚のメニューを週に3〜4回、食事に加えるようにしてください。

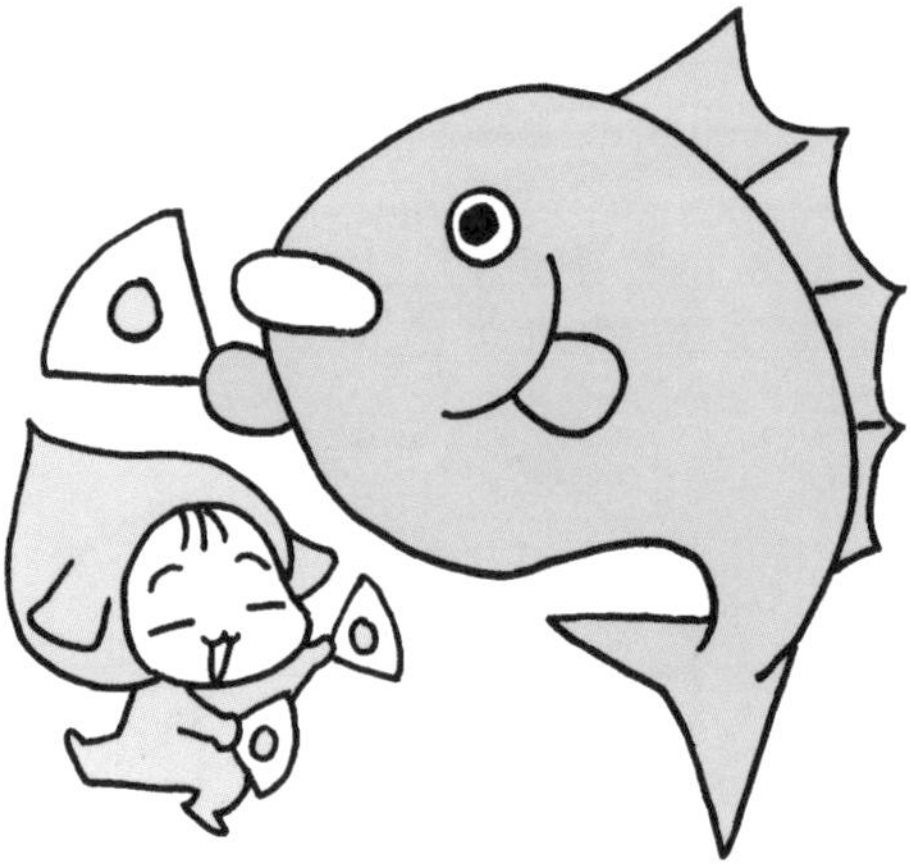

マス

白身魚より脂質が多くビタミンAが豊富。眼や肌に良いだけでなくA型がかかりやすいガンを予防する効果も。

キンメダイ

低脂肪・高タンパクのヘルシー食材で、引き締まった筋肉の原材料になる。

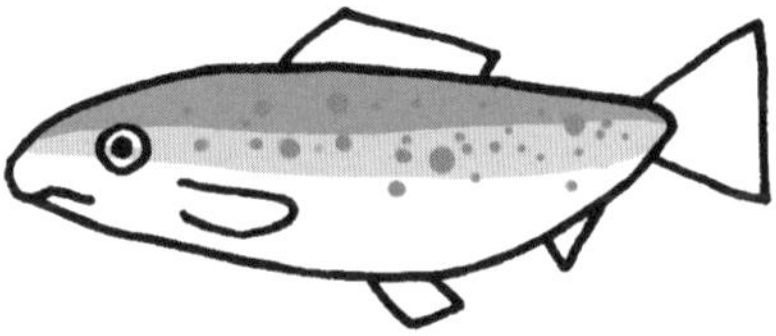

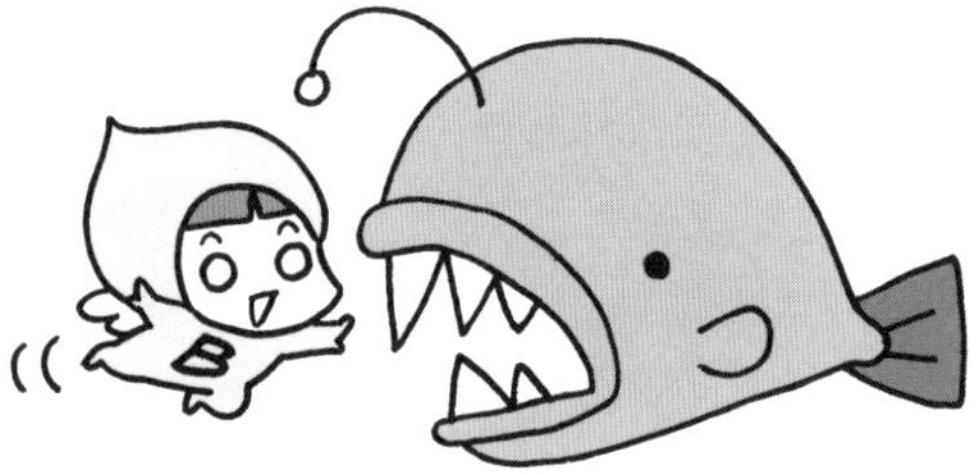

アンコウ

低カロリー食材でもありダイエットにピッタリのたんぱく源。

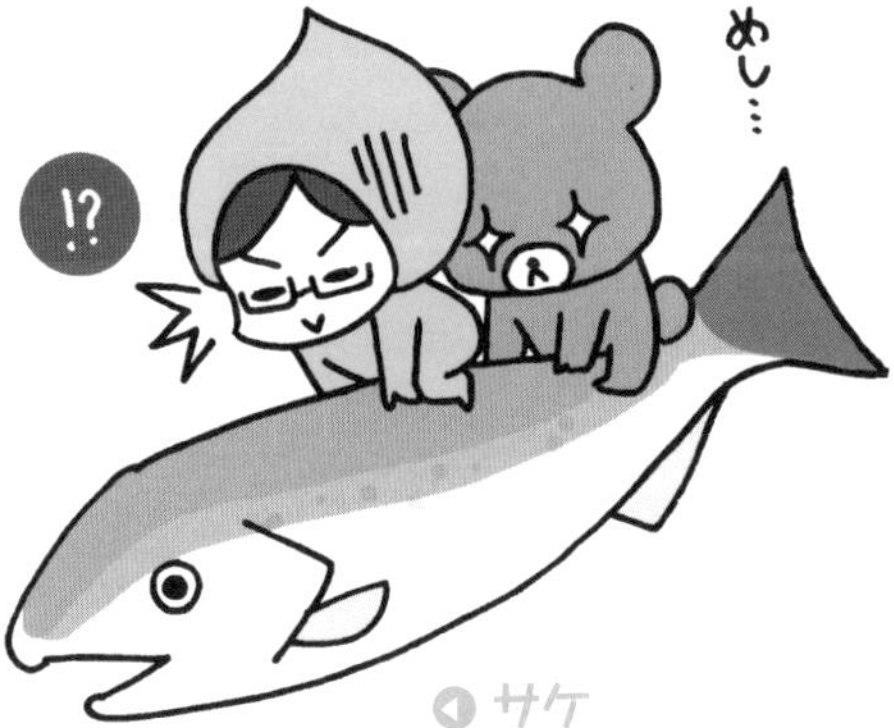

チョウザメ

高級食材キャビアの親であるチョウザメは栄養価が高く動脈硬化防止に役立つ。

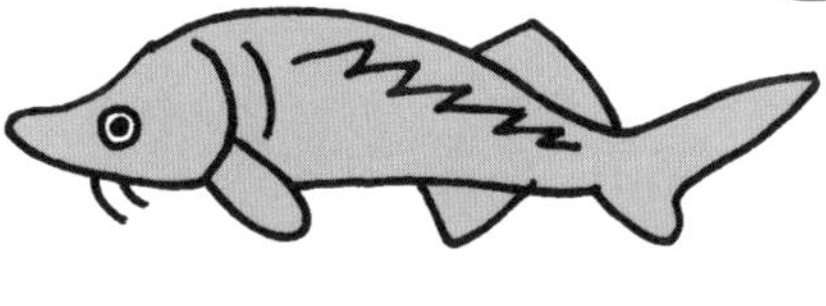

サケ

脂がのったサケは不飽和脂肪酸が多いので、血液をサラサラにする効果あり。

Bad! A型さんが“太りやすい”穀類

うどん

うどんは、小麦粉の割合が多いので要注意。

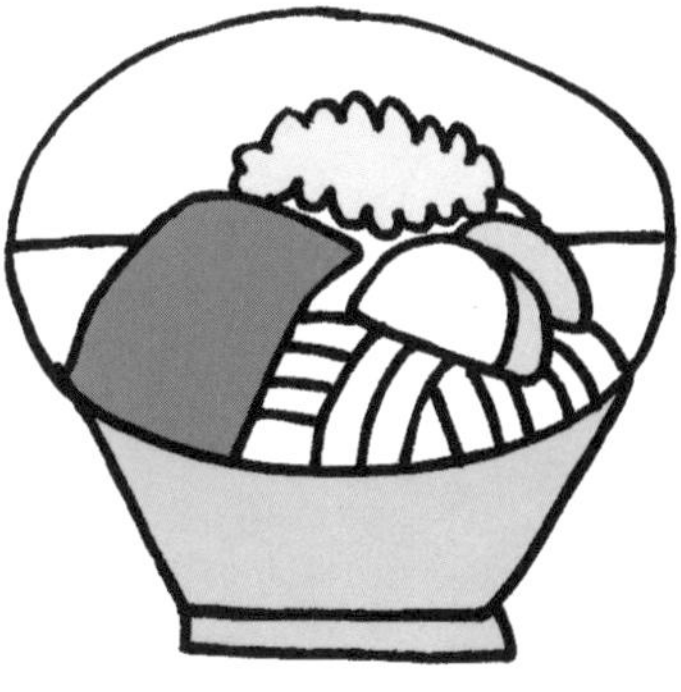

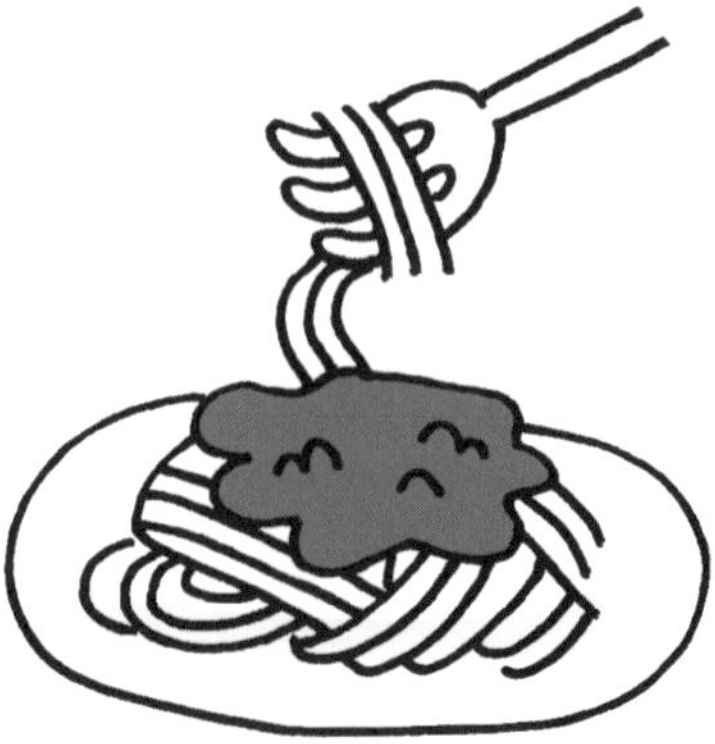

パスタ

小麦粉に水を混ぜたグルテン小麦(強力粉)はダイエットの敵。

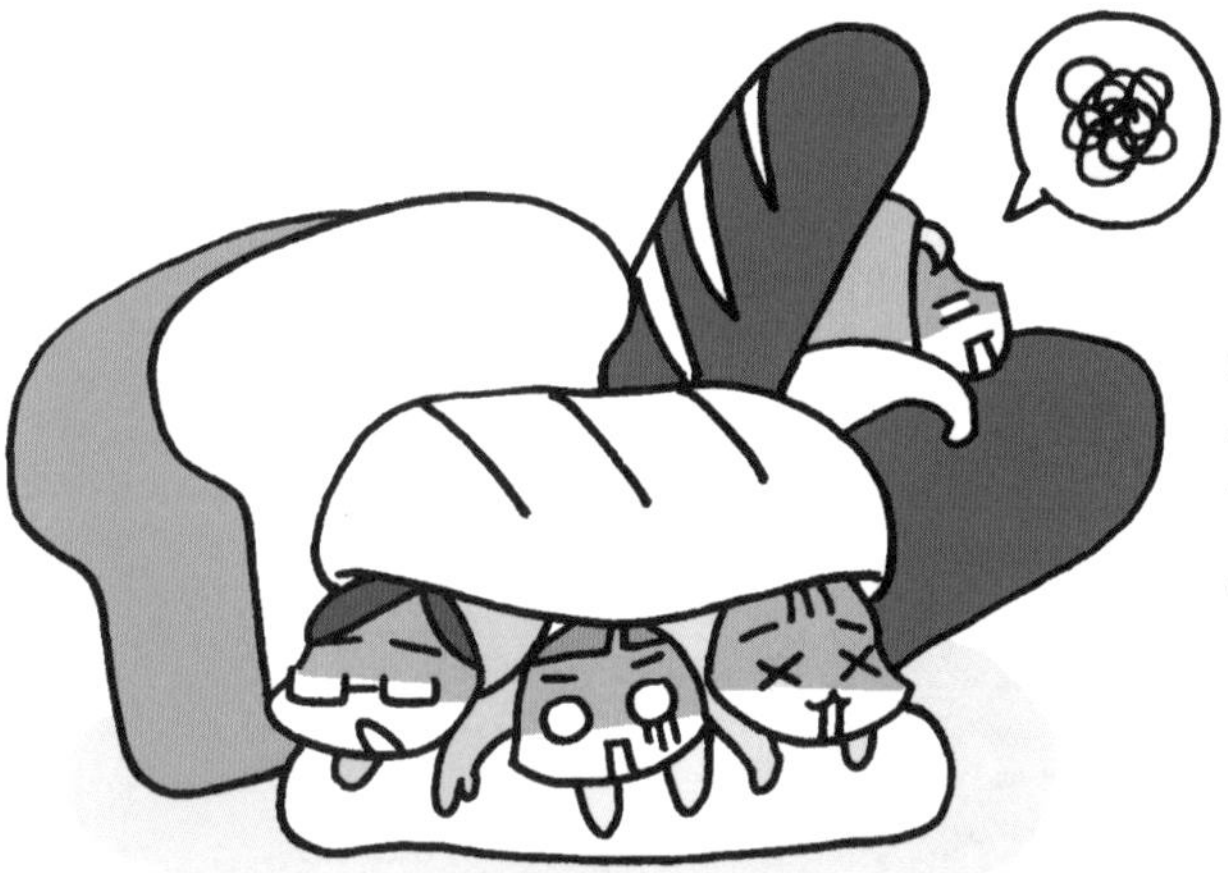

パン

パスタと同じくグルテン小麦を使用しているパンも食べ過ぎに注意。

Good! A型さんが"太りにくい"穀類

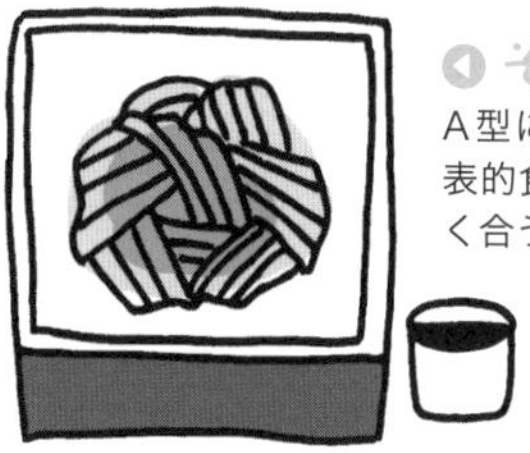

◀ そば

A型にとって日本の代表的食材そばは体によく合う有用な栄養源。

▲ ライ麦

穀類全般が合いやすいA型の中でも、ライ麦で作った黒パンはもっともおすすめの食品。

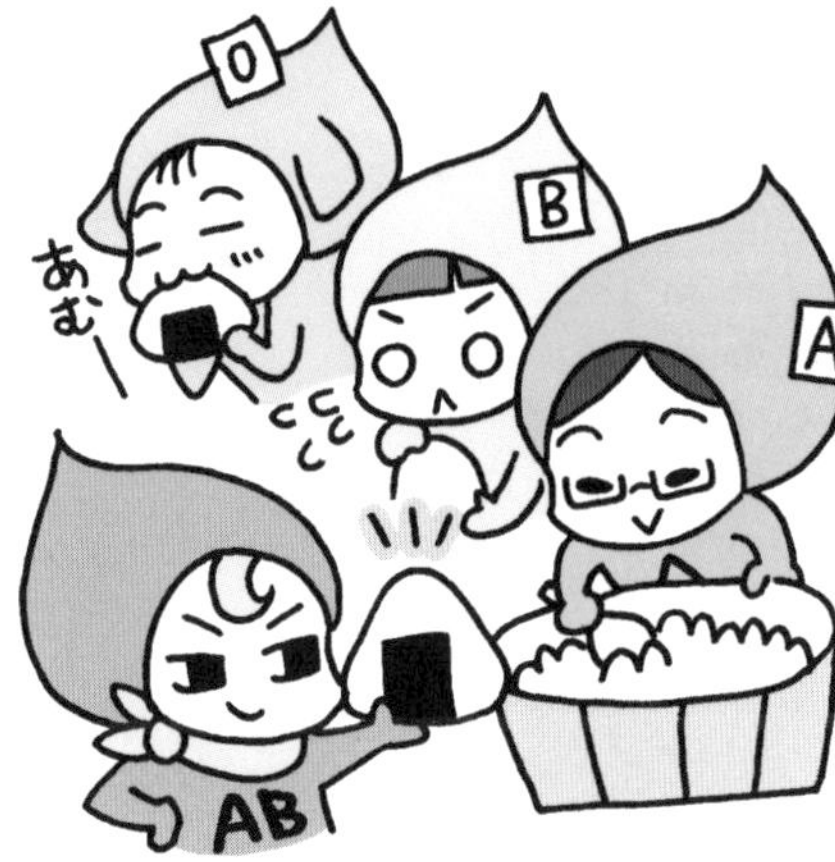

▶ 白米

A型の体に合っているので、適度に食べよう。

小麦粉は太りやすい！原材料をチェックして

　A型は他の血液型に比べると比較的小麦を食べても影響が出にくいと言えますが、食べ過ぎると太りやすくなります。毎食パンや麺などを食べている人はやめて、ごはんの日を増やすようにしましょう。

　また、小麦粉は普段よく食べる多くのお菓子類に使われています。原材料を確かめる習慣をつけて、クッキーよりもおせんべい、ケーキよりもおまんじゅうを選ぶようにしてください。また、小麦粉を使ったお菓子を食べるなら、普段の約半分の量に減らしてみましょう。続けていれば、ある程度の効果は期待できます。

Bad! A型さんが“太りやすい”果物

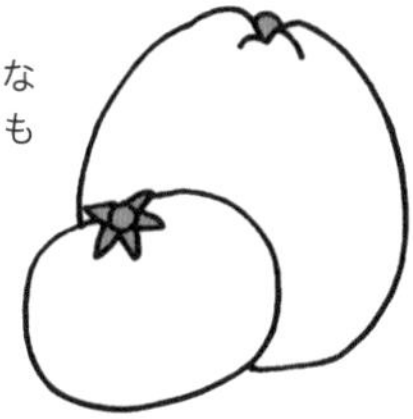

▶ オレンジ・ミカン

胃酸の少ないA型には合わない。果汁100％ジュースも避けたほうがよい。

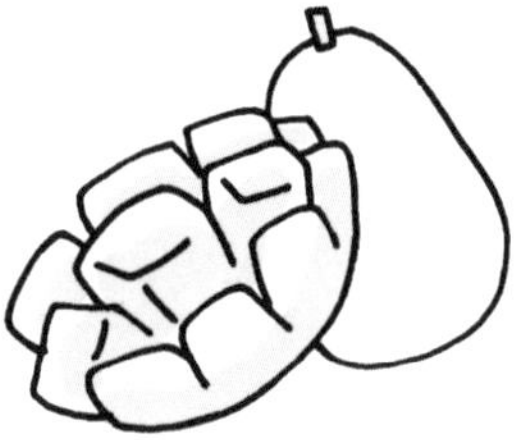

特に注意

◀ マンゴー

酵素がA型の体質には合わないので食べ過ぎないように。

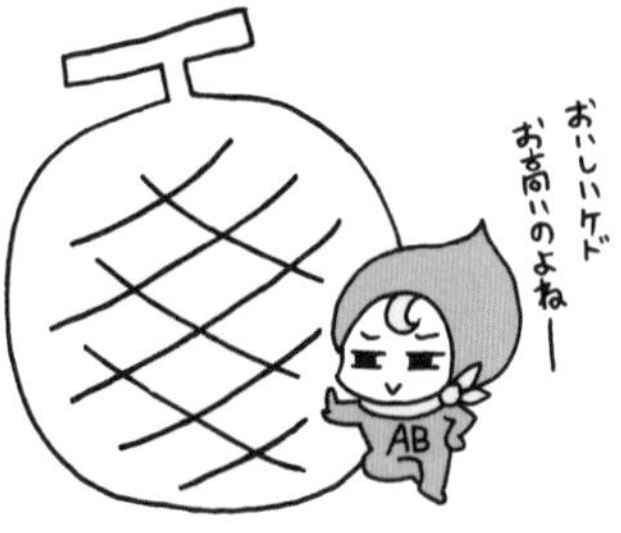

▶ メロン

細菌（カビ）を多く含むメロンは消化が難しい。

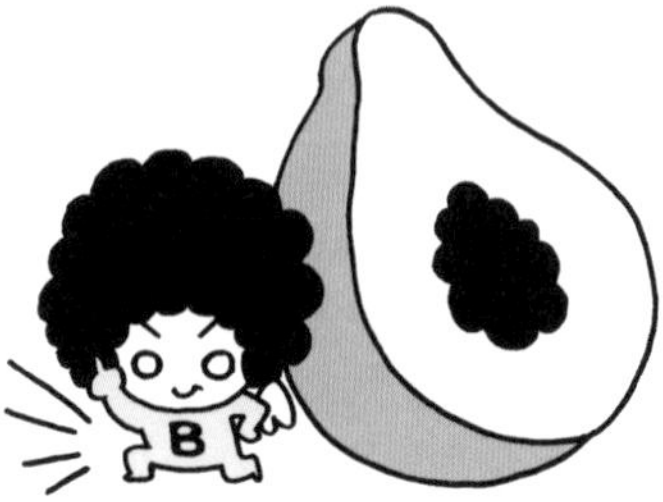

▲ パパイヤ

A型の体に合わない強い酵素をもっている。

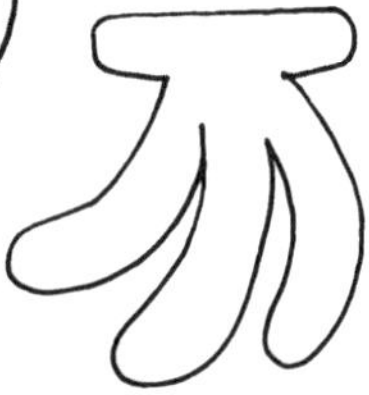

◀ バナナ

A型の人が食べるとかえって脂肪として吸収される。

毎食後のデザートにはスイーツではなく果物を

果物は野菜と同じく、A型にとって非常に相性がいい食べ物です。食後にはスイーツではなく果物を食べる習慣をつければ、ダイエット効果アップ。

おすすめは、朝食などでとると目がスッキリと覚めるグレープフルーツ。食後ならパイナップルもいいでしょう。

ただし、マンゴーやパパイヤなど、酵素が強い果物はA型には合いません。また、メロンも細菌(カビ)が多いため、A型の体ではうまく消化できません。

さらに、柑橘類のミカンやオレンジも、A型の胃には刺激が強過ぎてしまうので、おすすめできない果物です。

Good!

A型さんが"太りにくい"果物

▶ レモン

消化管にたまった粘液がきれいになる。お通じにもよい。

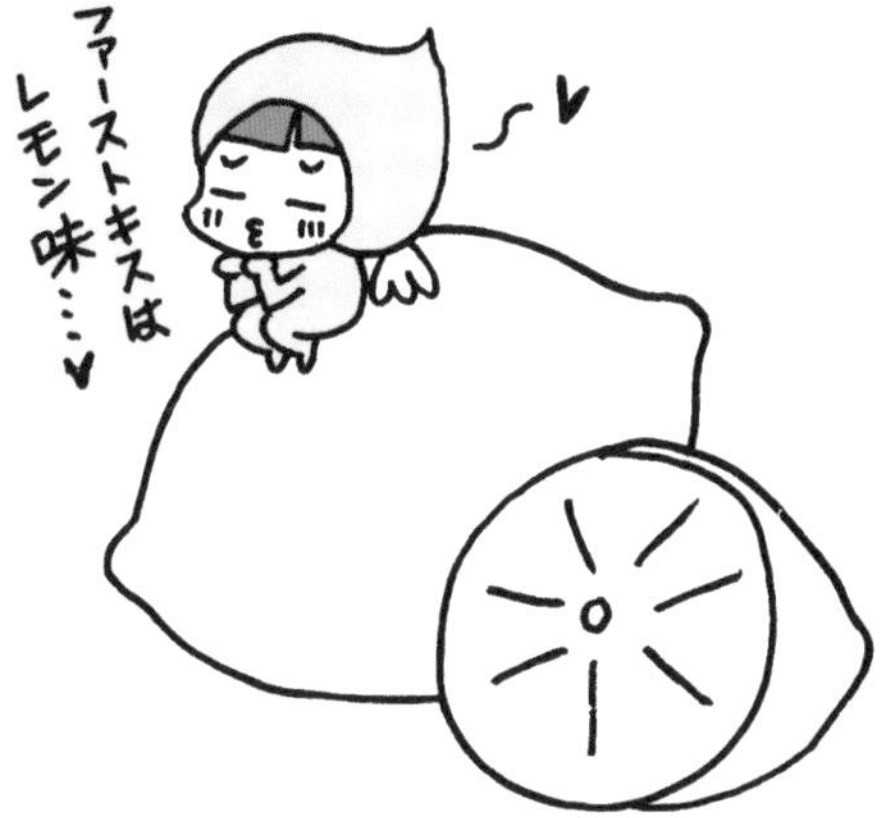

▼ ブドウ

アルカリ性が強いので、A型の体質に合っている。

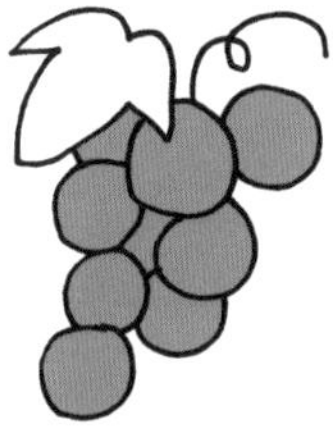

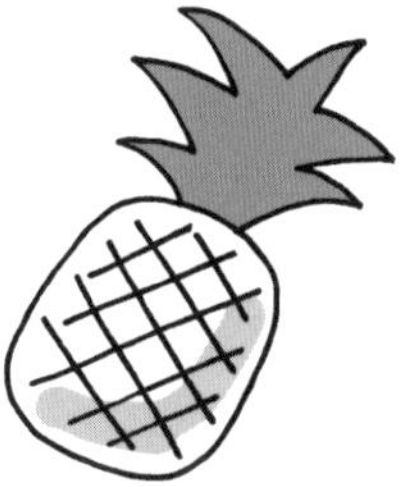

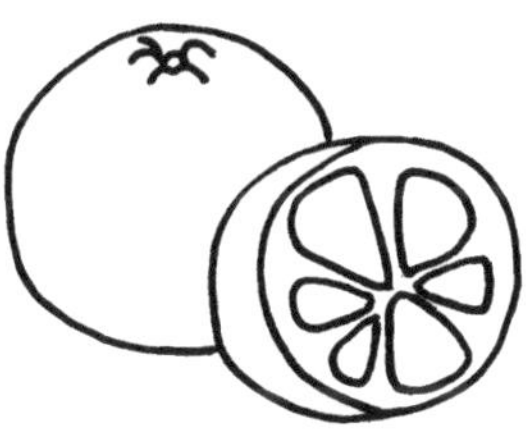

特にオススメ

◀ グレープフルーツ

酸性でありながら消化後はアルカリ性に変わる性質がある。

特にオススメ

▲ パイナップル

パイナップルはA型の消化を助けてくれる果物。

▶ ブルーベリー

A型にとって体重が増えるのを防ぐ色素が多く含まれている。

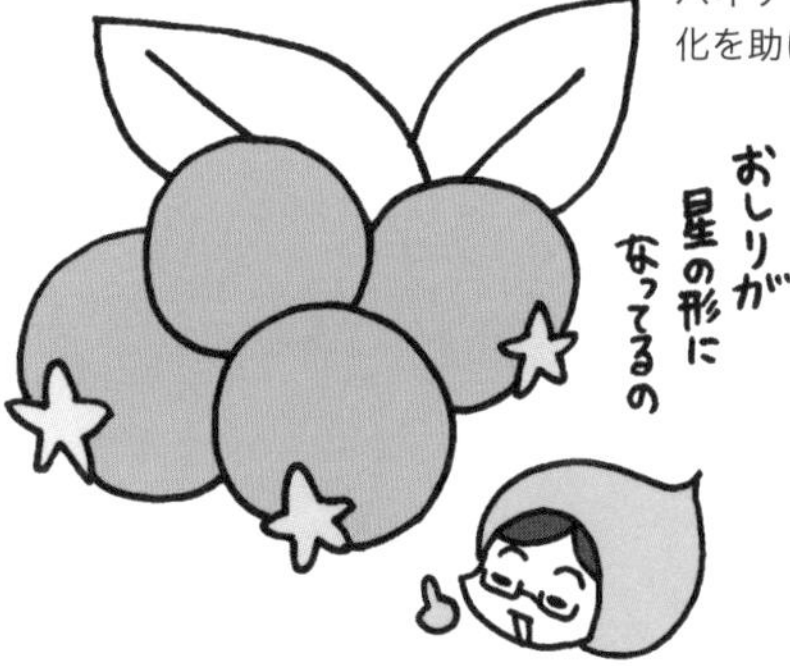

Bad! A型さんが“太りやすい”卵・乳製品

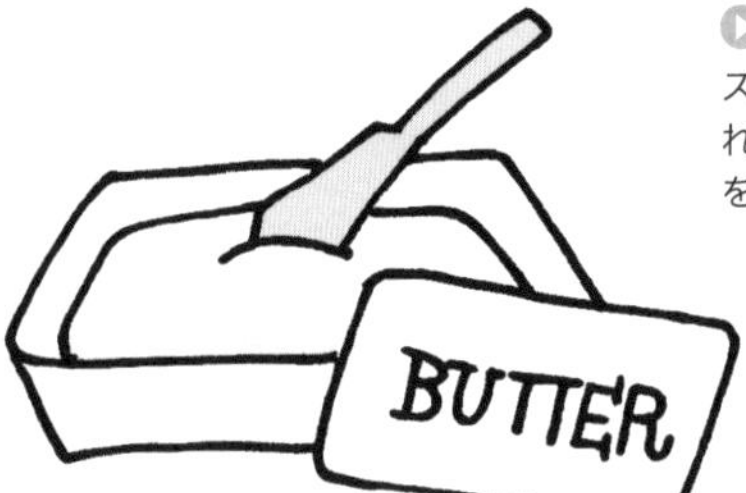

スキムミルク
スキムミルクに多く含まれる乳糖は、A型の消化を妨げてしまう。

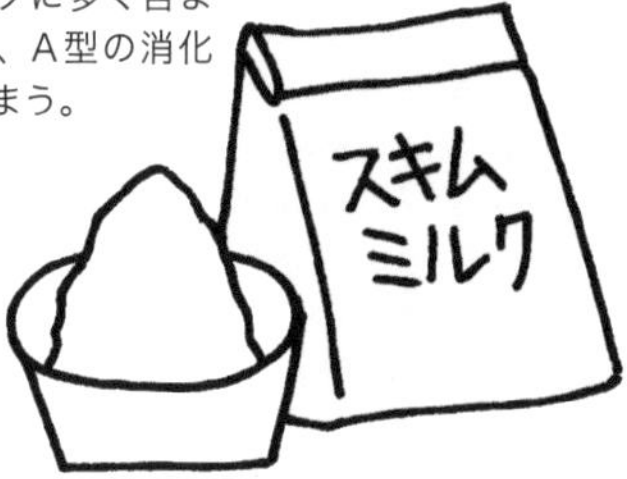

バター
牛乳を原料としたバターもA型にとっては太りやすい食品。

牛乳
A型の体は乳糖がうまく分解できないので、牛乳が苦手。

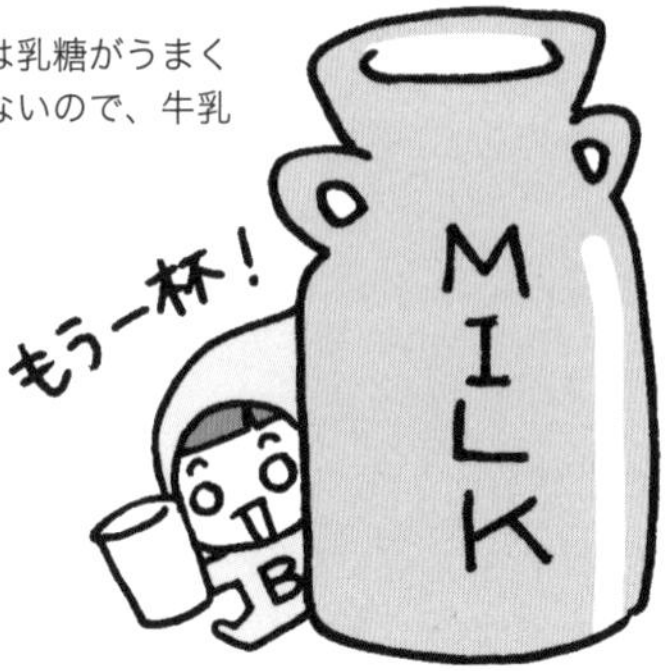

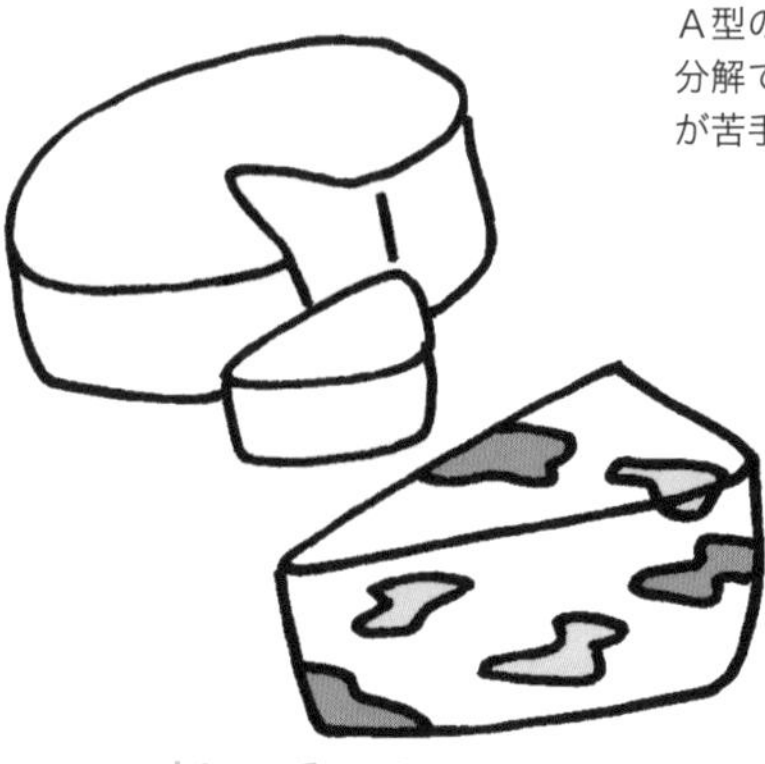

ブルーチーズ・カマンベールチーズ
チーズとの相性は悪い。特に個性の強いものはとり過ぎに注意。

卵
基本的に合う食材ではないので、ときどき食べる程度に。

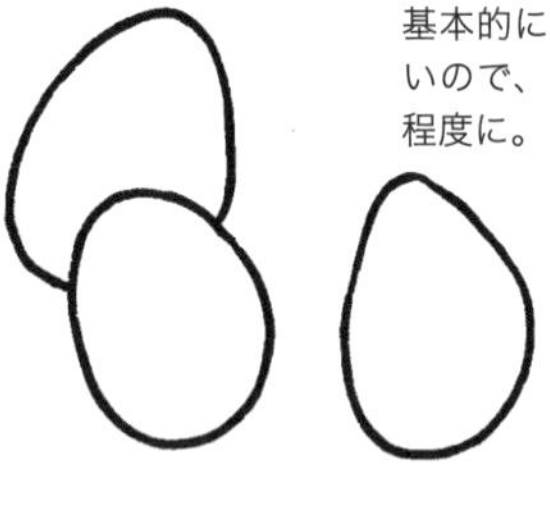

Good! A型さんが“太りにくい”卵・乳製品

▶ モッツァレラチーズ

牛乳は合わないが、低脂肪の水牛の乳から作られたモッツァレラチーズはA型にもおすすめ。

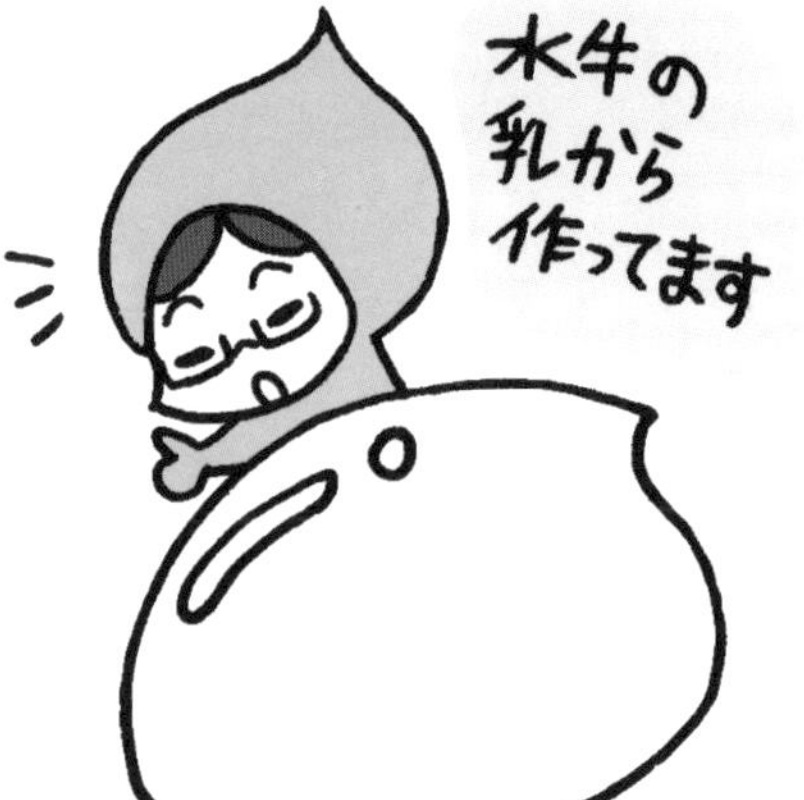

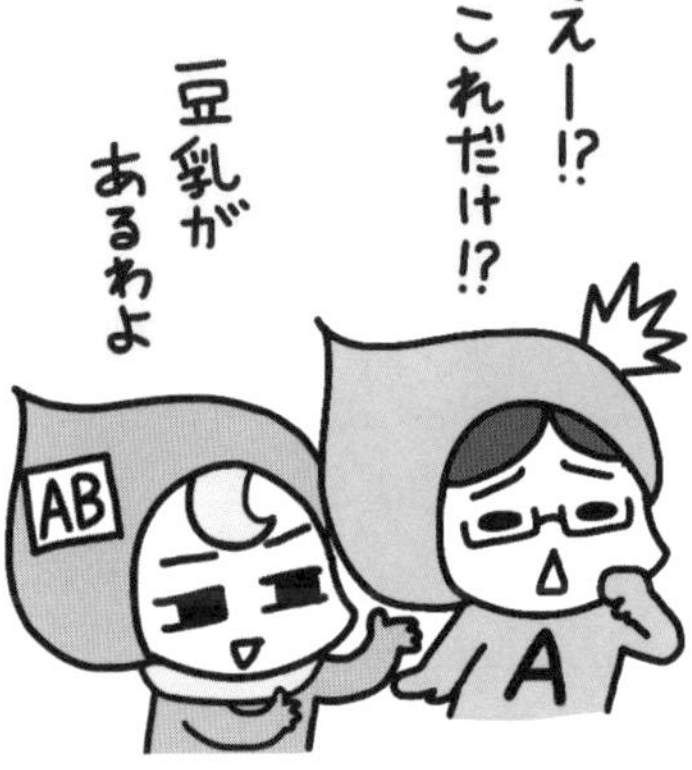

基本的に乳製品はダメ 豆乳を選んでみよう

乳製品も肉類と並んで、A型が消化しにくい食材です。牛乳は本質的にA型の体には合わないので、代用品として豆乳を使った食品をとるよう心がけてみてください。カフェラテよりはソイラテを選ぶとよいでしょう。

また、A型の体にはチーズも相性が悪い食べ物ですが、水牛のミルクで作られるモッツァレラチーズは例外です。しかし、現在市場に出回っているモッツァレラチーズのほとんどが牛乳から作られているので、原材料をよく確かめましょう。

さらに、バターもA型にはおすすめできません。とり過ぎないように注意してください。

Bad!

A型さんが"太りやすい"豆類・ナッツ類

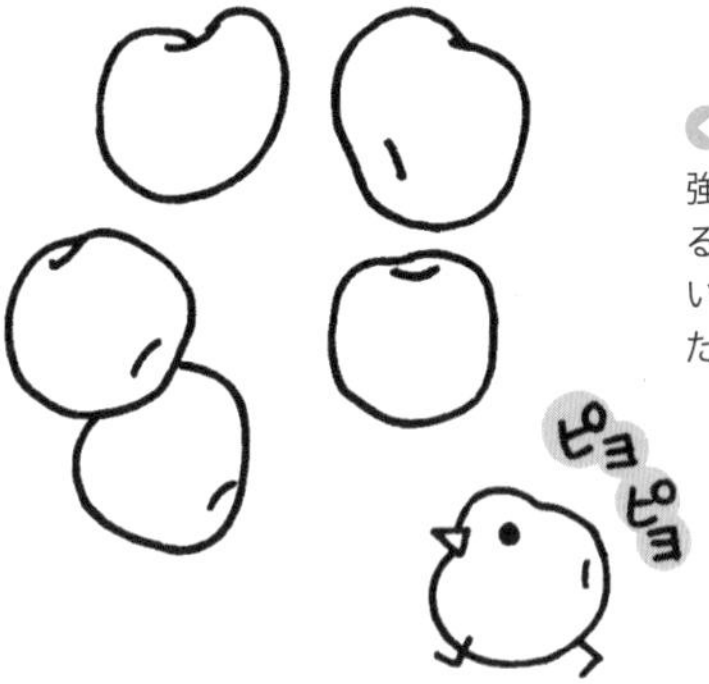

ヒヨコ豆

強いレクチンが含まれるのでA型には合わない。食べるならよく煮たものにすること。

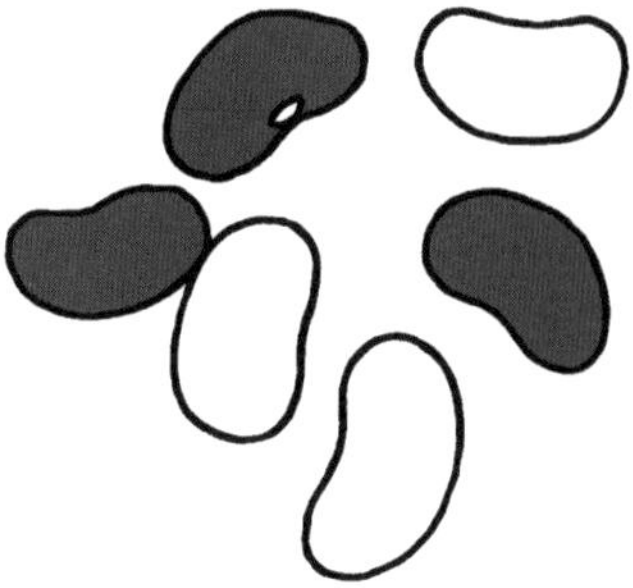

赤・白インゲン豆

A型の体質には合わないので、なるべく避けるべき。

A型は豆・ナッツ類からタンパク質を補給しよう

動物性タンパク質が苦手なA型にとって、植物性タンパク質の豆類は、貴重なタンパク源となります。特に、豆腐や味噌汁、しょうゆ、納豆といった大豆食品は、良質な植物性タンパク質を豊富に含んでいるので、A型の食生活をサポートするうえで、非常に心強い味方となります。

また、同じく植物性タンパク質を含むアーモンドやクルミ、ひまわりの種、カボチャの種などのナッツ類も、食物繊維やビタミンがとれる食材としておすすめ。ピーナッツは皮付きのものならポリフェノールが含まれ、抗酸化作用もあります。

Good! A型さんが“太りにくい”豆類・ナッツ類

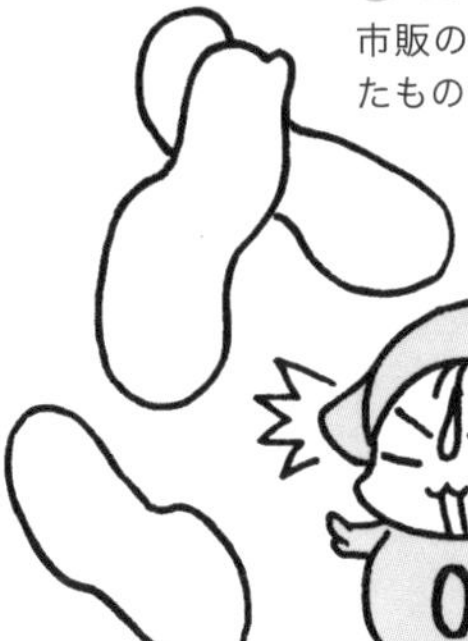

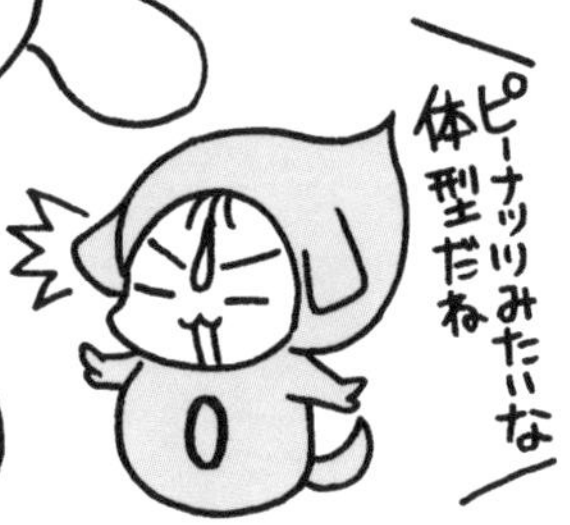

ピーナッツ

市販のものならオリーブ油で炒めたものか、油が入っていないものを。

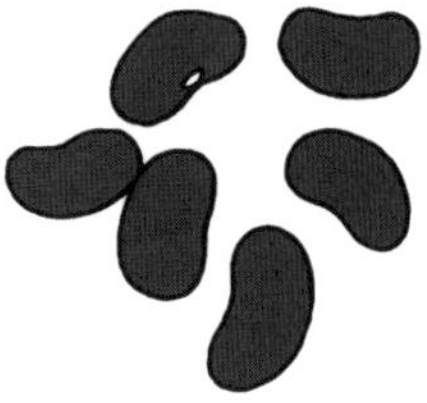

黒インゲン豆

A型にとって大豆製品と並んでタンパク源としておすすめ。

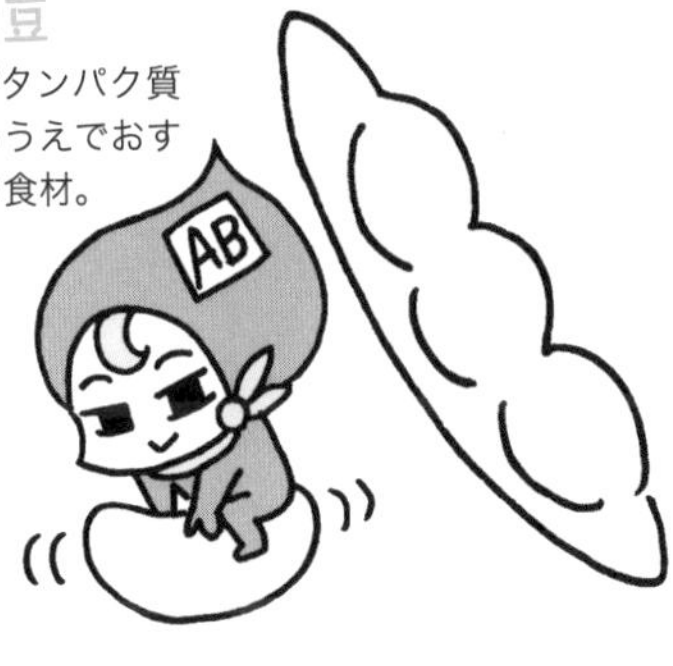

大豆

A型がタンパク質をとるうえでおすすめの食材。

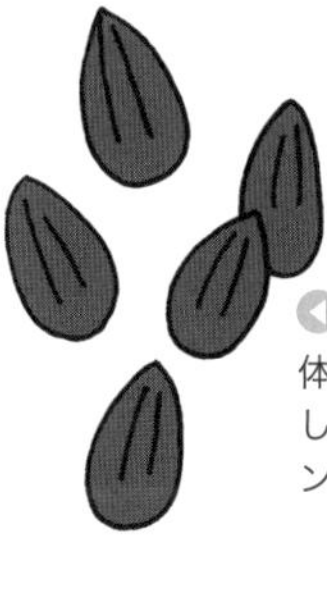

アーモンド

体のタンパク質を強化し、食物繊維やビタミンもとれる。

小豆

豆類のなかでもA型の体に合う代表的なもの。

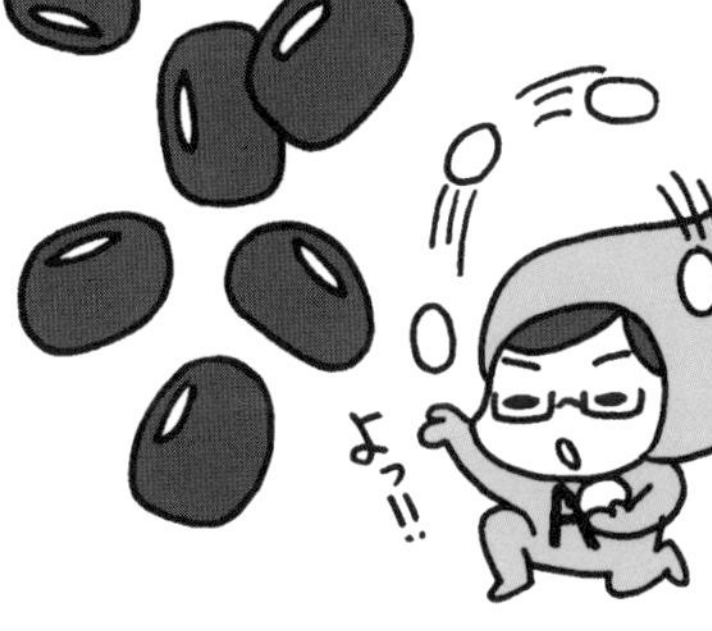

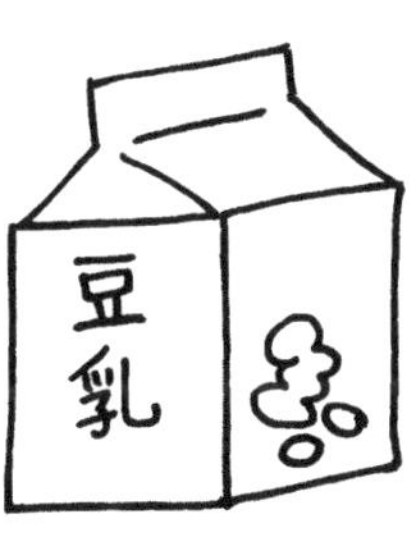

豆乳

動物性の牛乳は体に合わないが、植物性の豆乳とは相性がいい。

Bad! A型さんが"太りやすい"油・調味料

赤トウガラシ

A型の胃には刺激が強過ぎるので、とり過ぎないように。

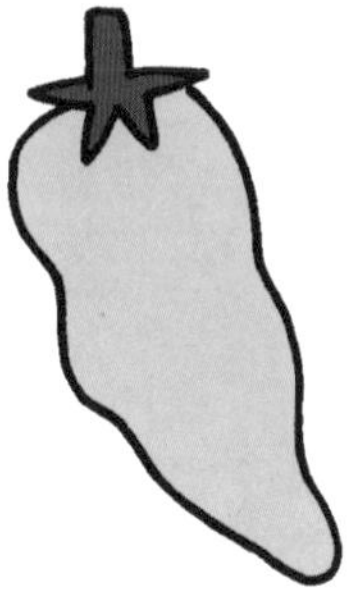

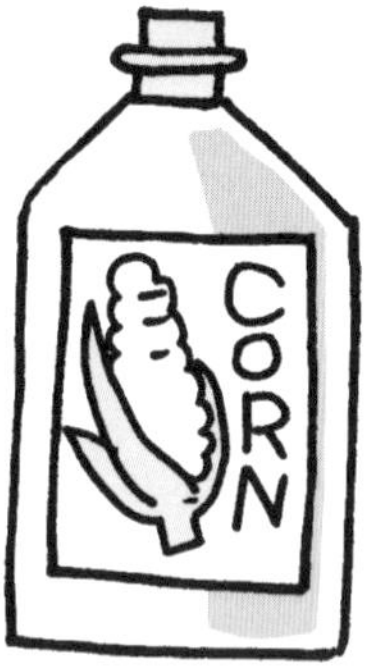

コーン油

コーン油に含まれるレクチンがA型の消化管に悪影響を及ぼす。

コショウ

刺激が強く、消化系が弱いA型には合わないので控えたい。

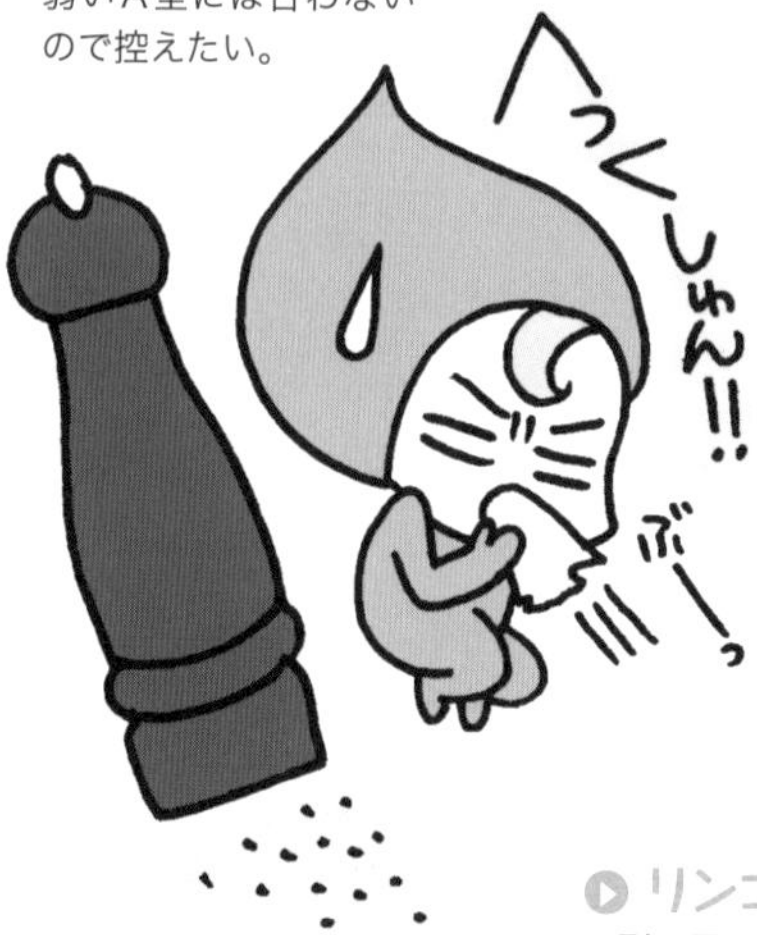

ゴマ油

コーン油同様、A型の消化管に有害なレクチンが含まれている。

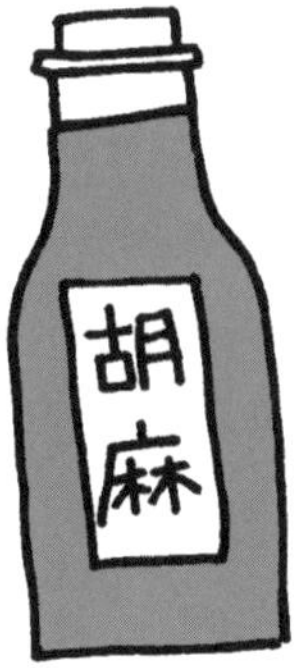

リンゴ酢

A型の胃には負担が大きい。空腹時に酢を飲むのはさけること。

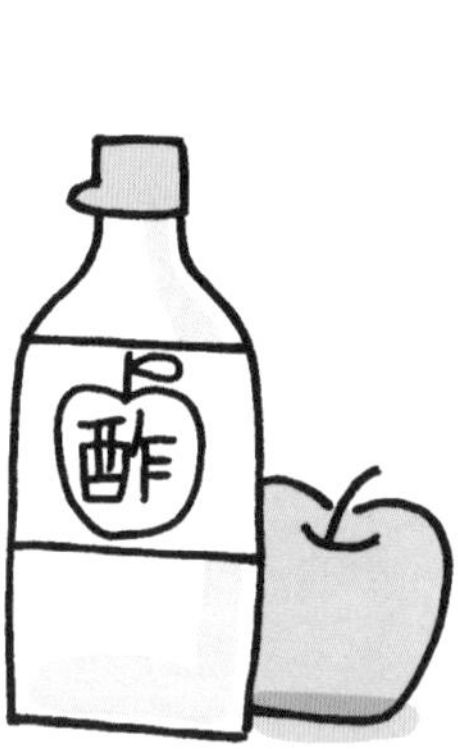

Good! A型さんが“太りにくい”油・調味料

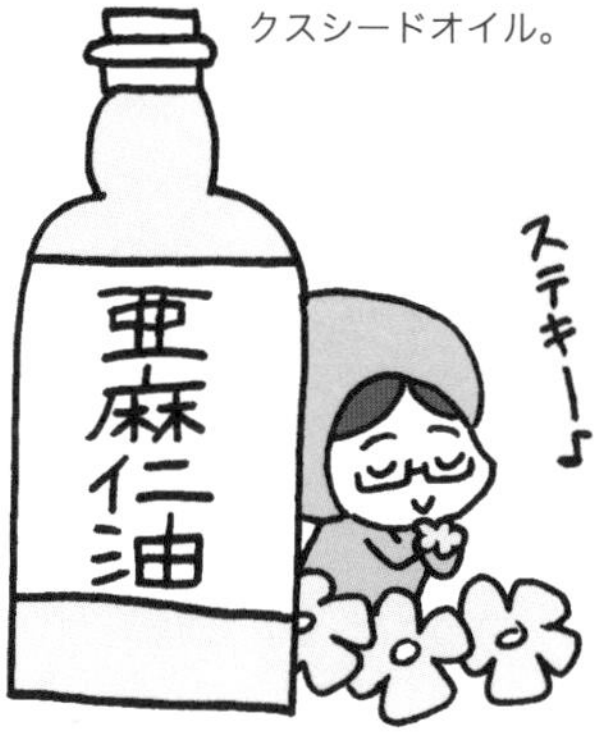

亜麻仁油

リネンの原料、亜麻からつくった油。別名フラックスシードオイル。

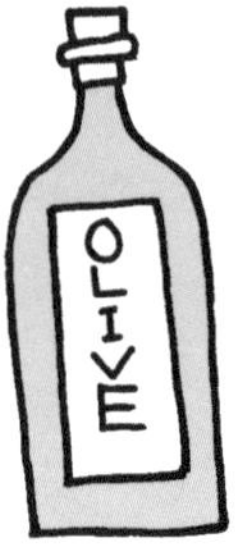

オリーブ油

どの血液型でも凝集作用を起こさない万能油。

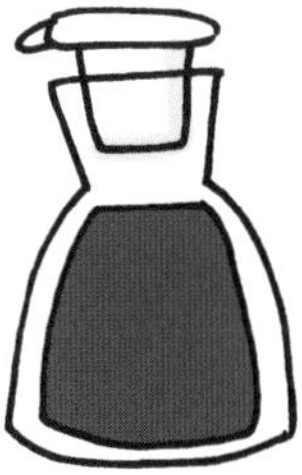

しょうゆ

A型は大豆由来の調味料との相性よし。たまりじょうゆもおすすめ。

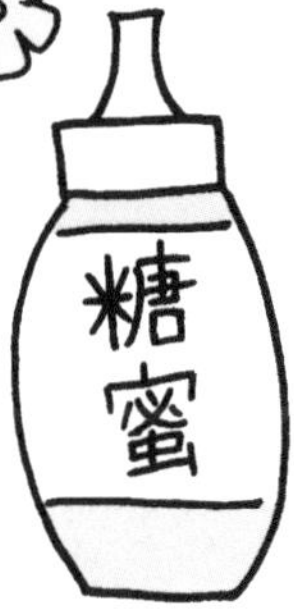

糖蜜

A型の人に不足しがちな鉄分を補給してくれる。

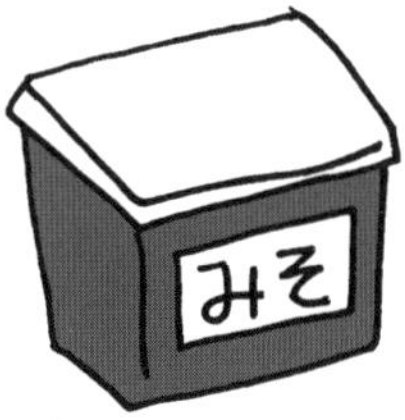

味噌

しょうゆと同じく大豆由来なので体に合う。免疫系を強くする作用も。

油はオリーブ油が◎ 刺激の強い調味料は少量に

野菜を食べるときは、一緒に少々の油をとったほうが、栄養素の吸収がよくなります。油はあまり得意ではないA型ですが、凝集作用を起こさないオリーブ油と亜麻仁油《あまにゆ》なら安心。ドレッシングはオリーブ油のものを選びましょう。

また、A型は大豆からつくられたしょうゆや味噌との相性が抜群。これらはA型の免疫系を強くする効果も期待できます。

一方、赤トウガラシや酢など刺激が強い調味料はA型にはNG。胃酸が少ないA型の胃を荒らす原因となります。カラシやマスタードなら、A型でも安心して食べられます。

Bad! A型さんが“太りやすい”嗜好品

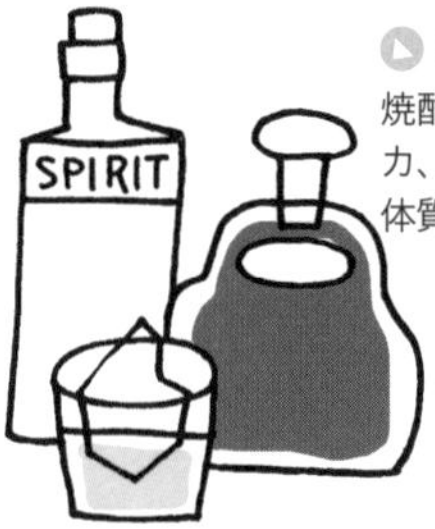

蒸留酒
焼酎、ウイスキー、ウォッカ、ジン、ラム酒などは体質に合わない。

牛乳がメインのスイーツ
スイーツはなるべく牛乳ではなく豆乳のものを選ぼう。

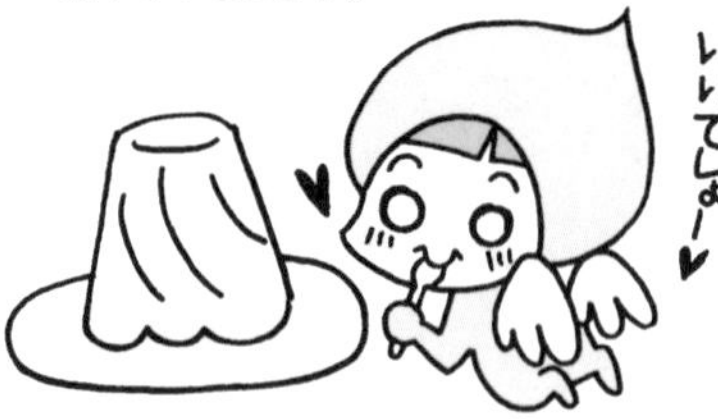

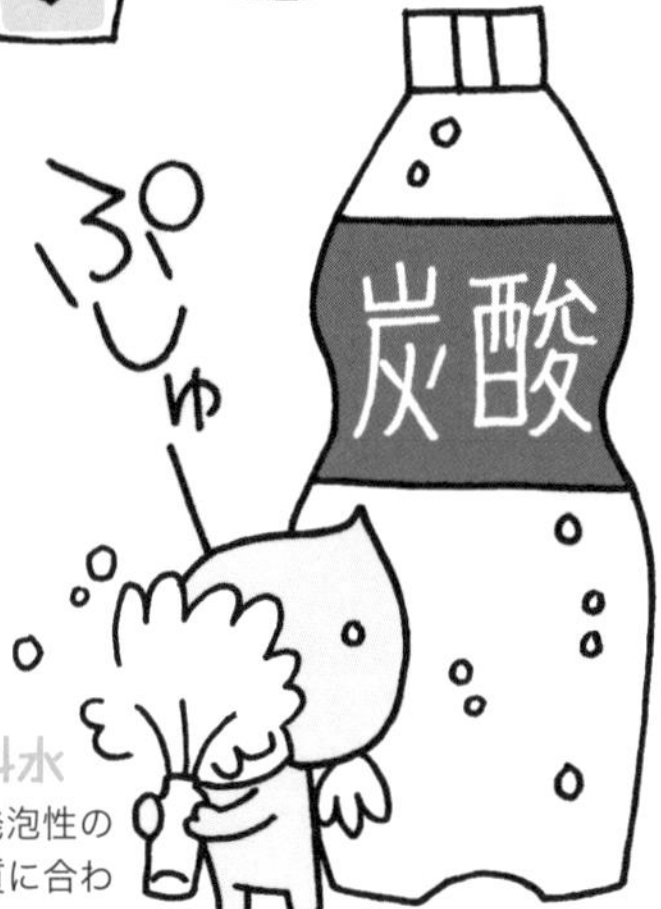

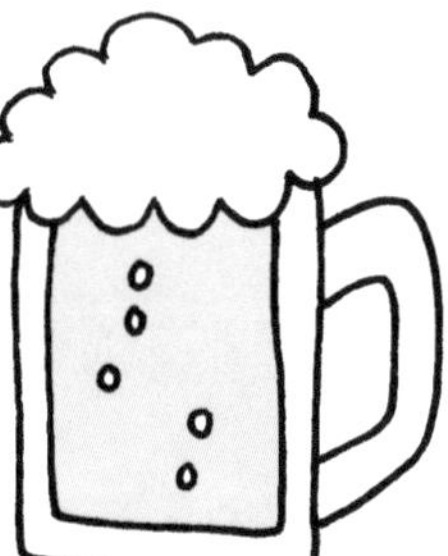

炭酸飲料水
A型にとって発泡性のあるものは体質に合わないので控えよう。

紅茶
コーヒーと違って、紅茶はA型の体質には合わない。

ビール
アルコール類の中でも特にA型にはおすすめできない。

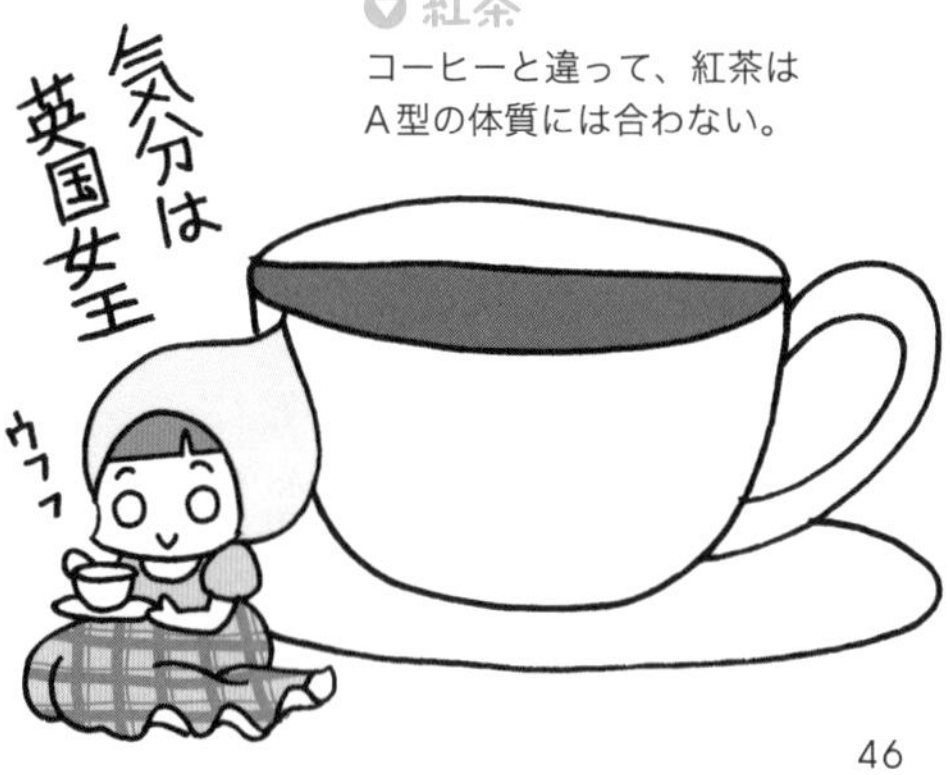

Good! A型さんが“太りにくい”嗜好品

コーヒー

胃酸を増やす働きがあるので、A型にとっては胃によい飲み物。

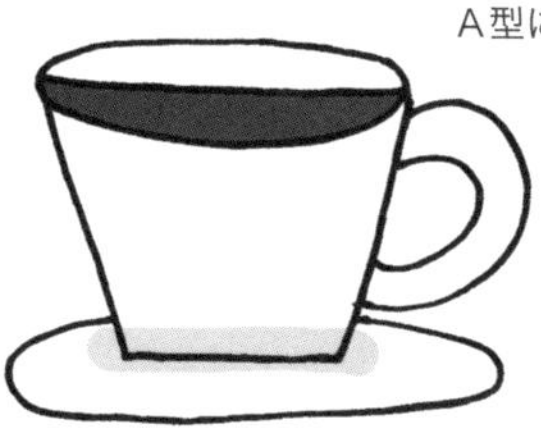

赤ワイン

心臓病のリスクを減らす効果あり。毎日グラス1杯程度飲むとよい。

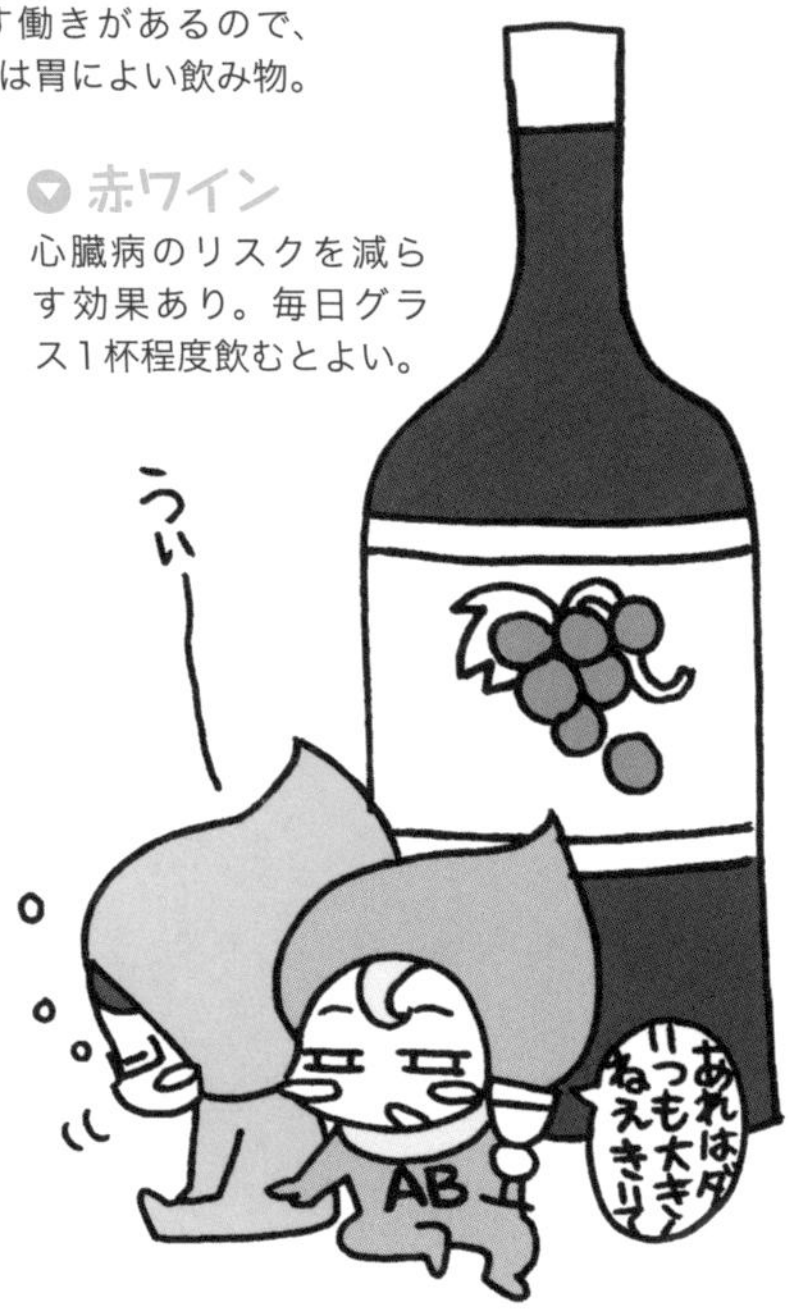

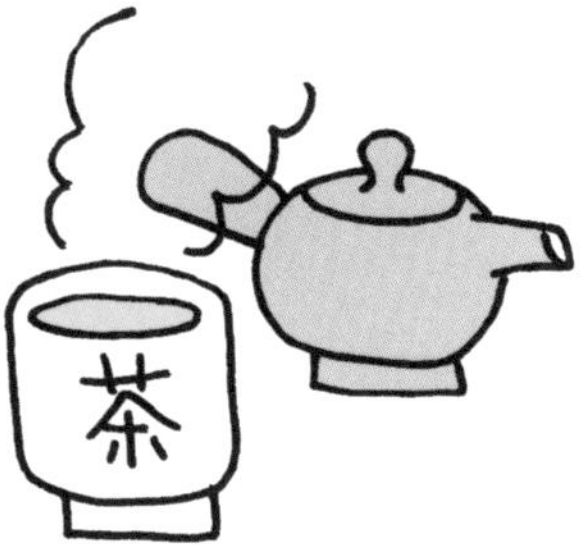

緑茶

コーヒーと同じく胃酸を増やす効果があるのでおすすめ。

コーヒーはＯＫ 豆乳スイーツもおすすめ

小麦粉はとり過ぎると太る原因になります。スイーツは小麦粉をたっぷり使ったものが多いので注意が必要。できるなら、小麦粉ではなく米粉を使ったものを選ぶなど、量を減らす努力をしましょう。

また、A型は牛乳が苦手なので、乳製品のスイーツや飲料もなるべく避けることをおすすめします。

それから、コーヒーや緑茶は、A型にとって胃酸を増やす働きがあるのでよいのですが、炭酸飲料やビールなど発泡性があるものは体によくありません。なるべく飲まないようにしてください。

Column
1 血液型の基礎知識

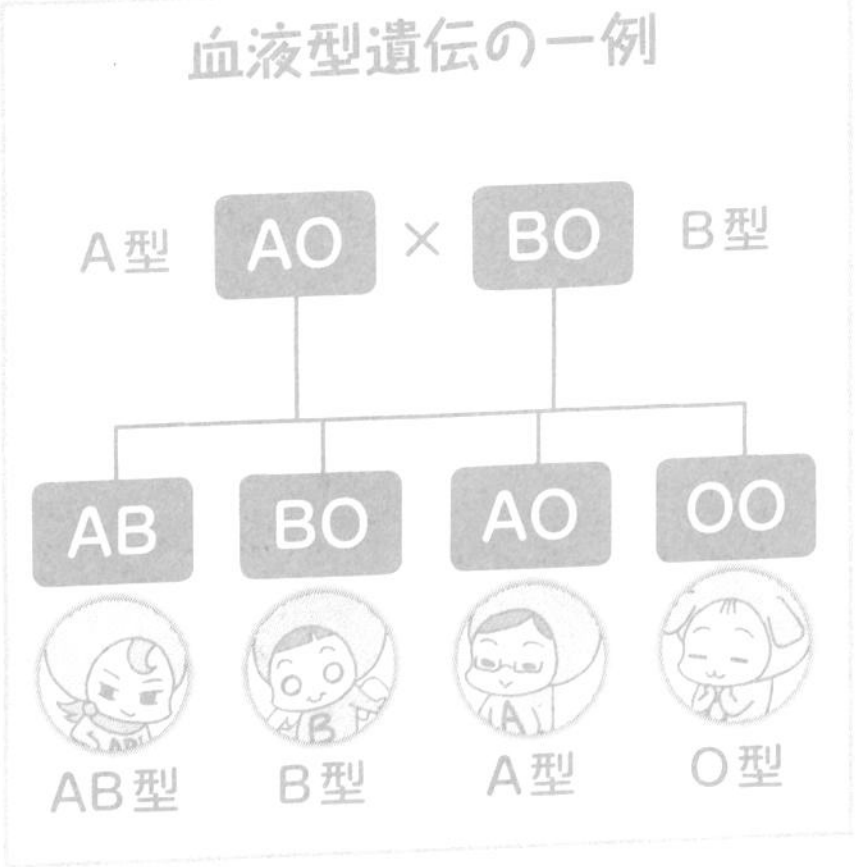

血液型はどうやって決まるの？

自分の血液型は、両親の血液型の組み合わせによって決まります。単純にA型と言っても、AA型とAO型があることを知っていますか？

- AAまたはAO→A型になる
- BBまたはBO→B型になる
- OO→O型になる
- AB→AB型になる

OはA、Bに対して劣性となるため、AO、BOの両親から生まれる子供の血液型はA、B、O、ABすべての可能性があります。逆にOO同士の両親からはO型の子供しか生まれません。

O型はみんなの人気者だけど…？

輸血は同じ血液型で行われるのが前提ですが、緊急時、患者の血液型がわからなければ暫定的にO型の血液を輸血することがあります。A、Bに対して劣性のO型は、すべての血液型にとって輸血しても拒絶反応を起こす危険性がないからです。しかし、O型自身は同じくO型の血液しか受け付けません。

O型はA型にも…

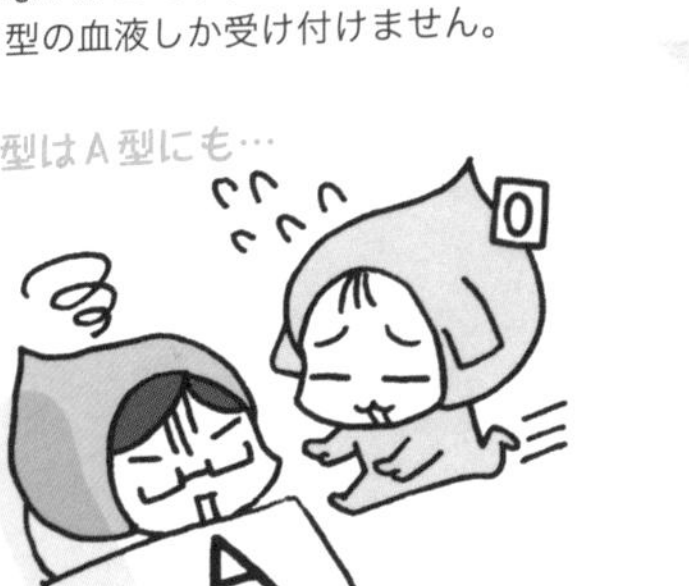

B、AB型にも頼られるが…

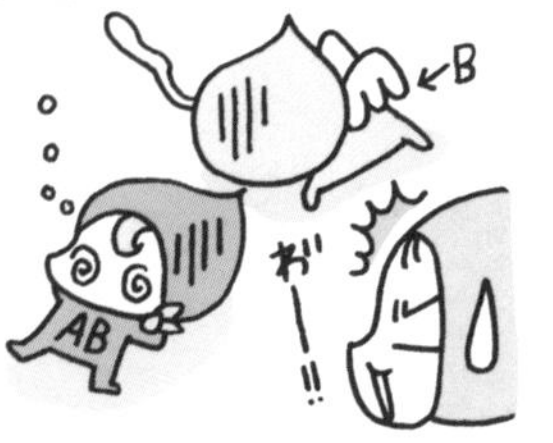

O型のピンチはO型しか救えない…。

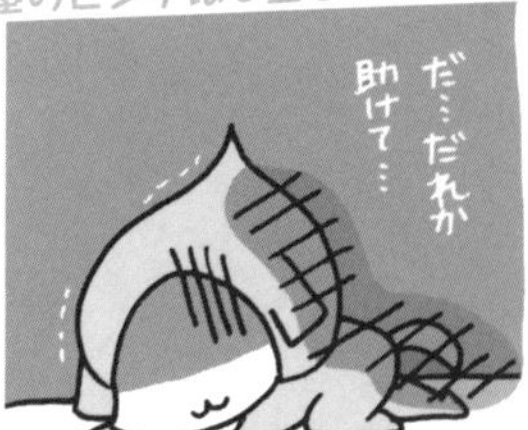

第3章

食事で実践！A型さんダイエット

第2章で紹介した「太りにくい食材」を使って、実際にどのようなメニューが自分の血液型に合っているかを紹介します。毎日の生活にぜひ役立ててください。

check!!

A型さんのダイエット料理をチェック！

瘦せやすい体をつくるための食事のポイントを
押さえれば、よりダイエットが効率的に。
さらに、簡単に挑戦できるダイエットレシピも紹介します。

Cooking

油や調味料に注意しよう

▶ 詳しくは P55へ！

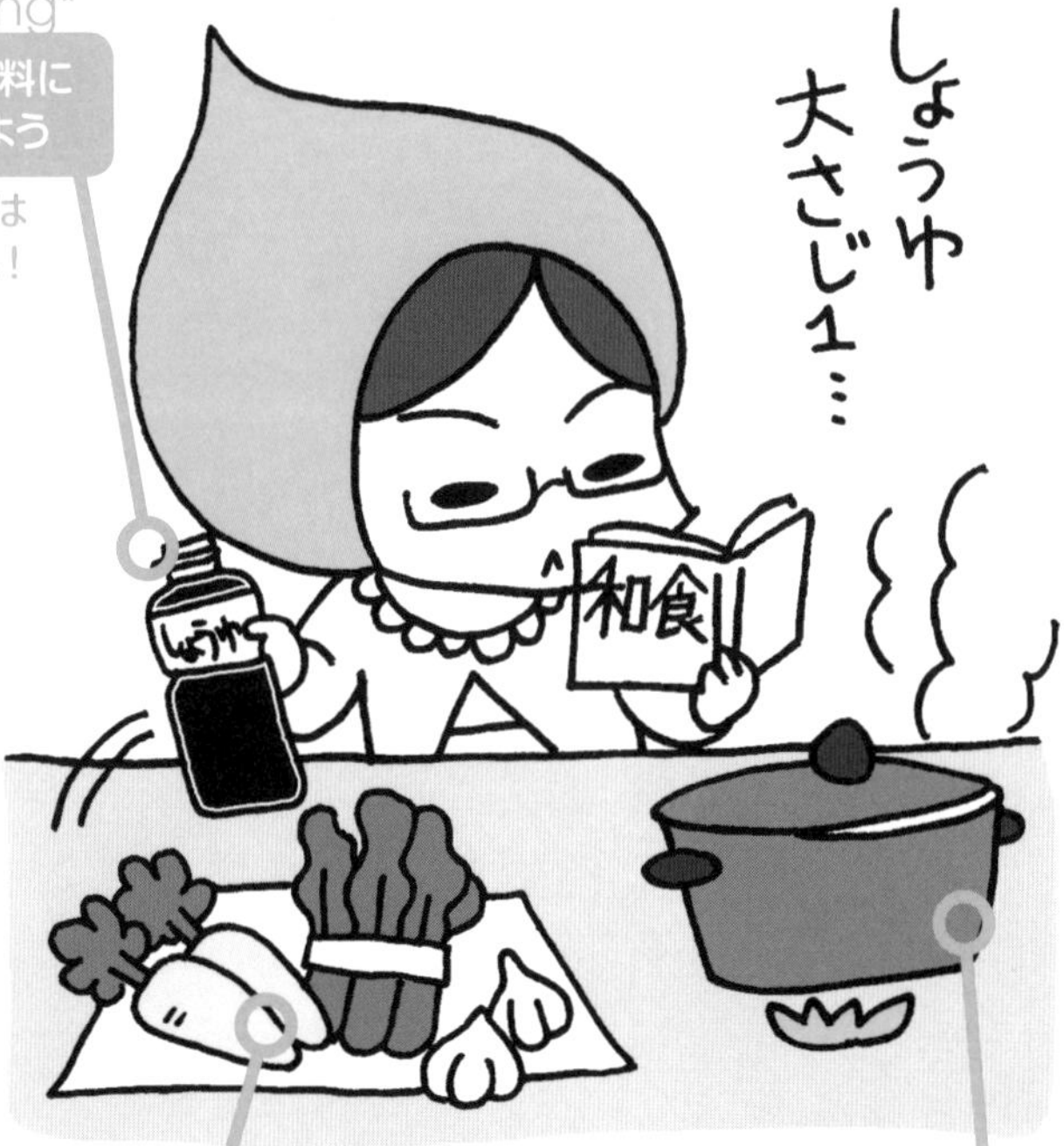

How to eat

旬の食材を取り入れよう

▶ 詳しくは P51へ！

Recipe

太りにくい食材を中心にレシピに挑戦！

▶ 詳しくは P62へ！

実践 1

痩せやすい体をつくる食の心得

ただカロリーを減らしても美しい体は手に入りません。まずは押さえておきたい食事の基本的な考え方を紹介します。

旬を意識した食事が基本！

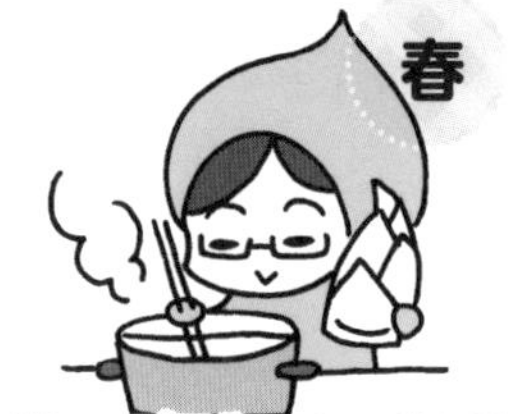

グレープフルーツ、パセリなど

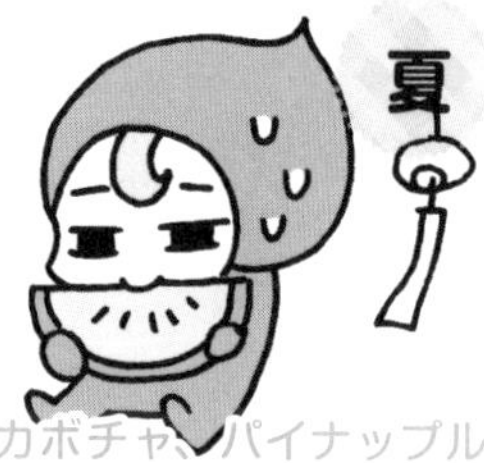

カボチャ、パイナップルなど

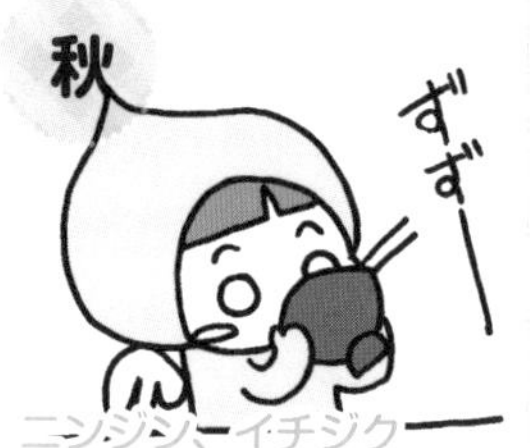

ニンジン、イチジクなど

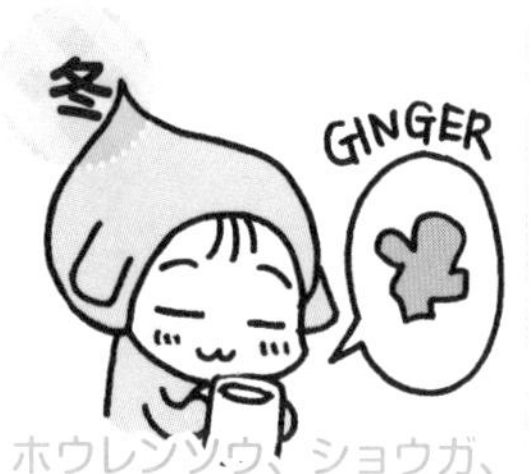

ホウレンソウ、ショウガ、カブなど

旬の食材を選んで質の高い食事をしよう

美しく痩せるためには、体のコンディションに合わせて栄養をとることが必要です。そのために大切なのが季節を意識した食事。本来自然とともにあるはずの私たちが旬のものをその時期に合わせた調理法で食べることは、食生活の基本なのです。

血液型に合った食材を中心に、春は食材をやわらかく煮て食べ、夏は水分の多い消化のよい野菜を選ぶこと。秋になったら生野菜は控え、冬には根菜など体が温まる食材を食べましょう。

栄養の吸収を高める野菜の食べ方

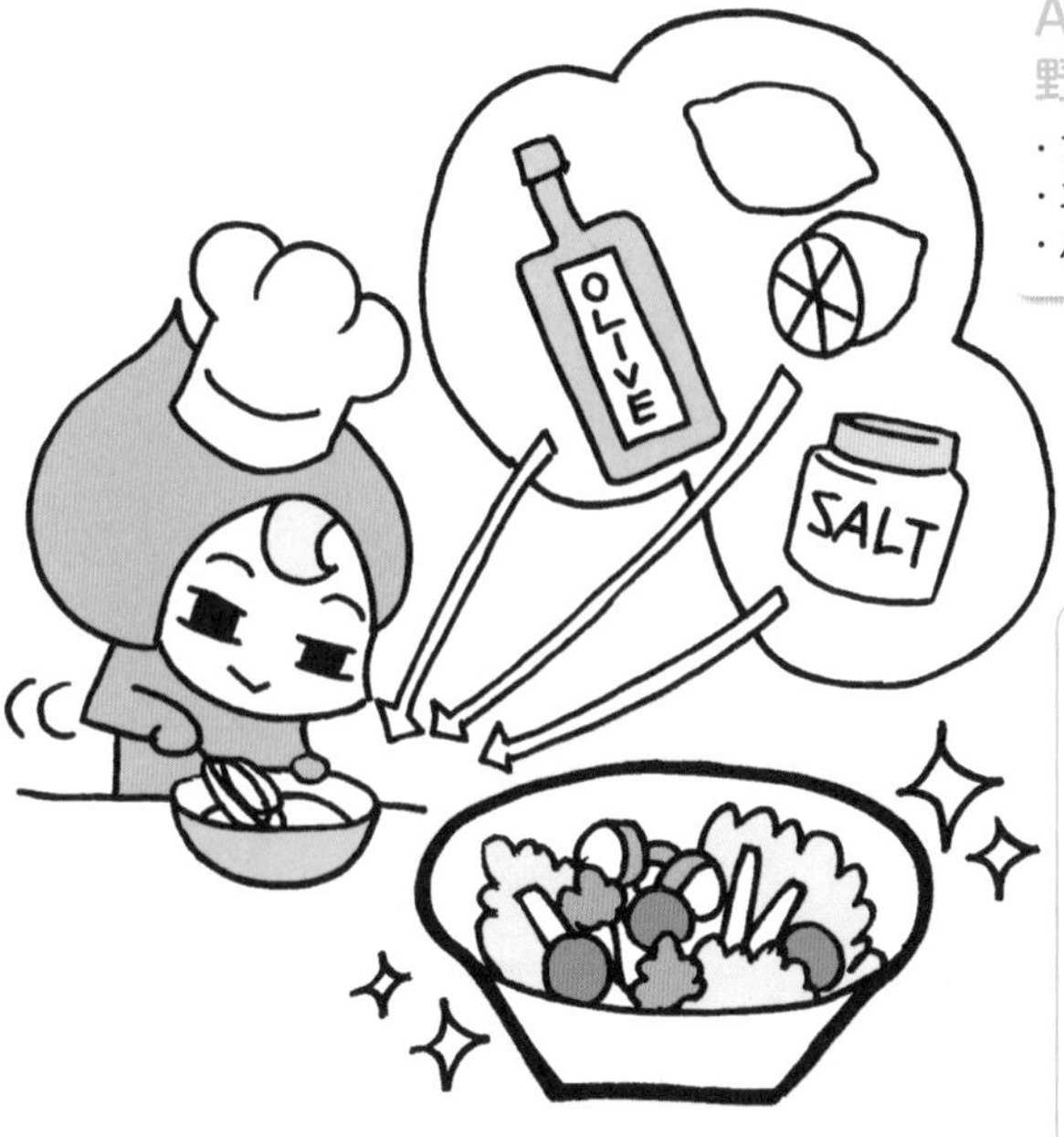

A型におすすめの野菜サラダ

- ブロッコリー
- ニンジン
- パセリ

オリーブオイルドレッシングの作り方

エキストラバージンオリーブオイル大さじ3、レモン汁大さじ3、天然塩少々を密閉容器に入れてよくふる。少し白くなればでき上がり。好みでビネガーやしょうゆ、コショウ、パセリ、バジルなどを加えてもOK。

ノンオイルよりも少量のオリーブ油を

生野菜を食べればヘルシーで、ドレッシングはノンオイルがよいと思っている人がいますが、野菜の栄養素を体の中に十分取り込むためには、油分が必要です。冬場には体を冷やすので控えたほうがよいと言われる生野菜も、油分と一緒にとると体の冷えを予防できるのです。

　ただし、市販のドレッシングは油がよくない可能性もあるので、オリーブ油で自家製ドレッシングを作るとよいでしょう。オリーブ油はどの血液型にもおすすめできる油です。

　また、自分の血液型に合う野菜を原材料とした、野菜ジュースを飲むのも効果的です。

毒にあたらないための肉の食べ方

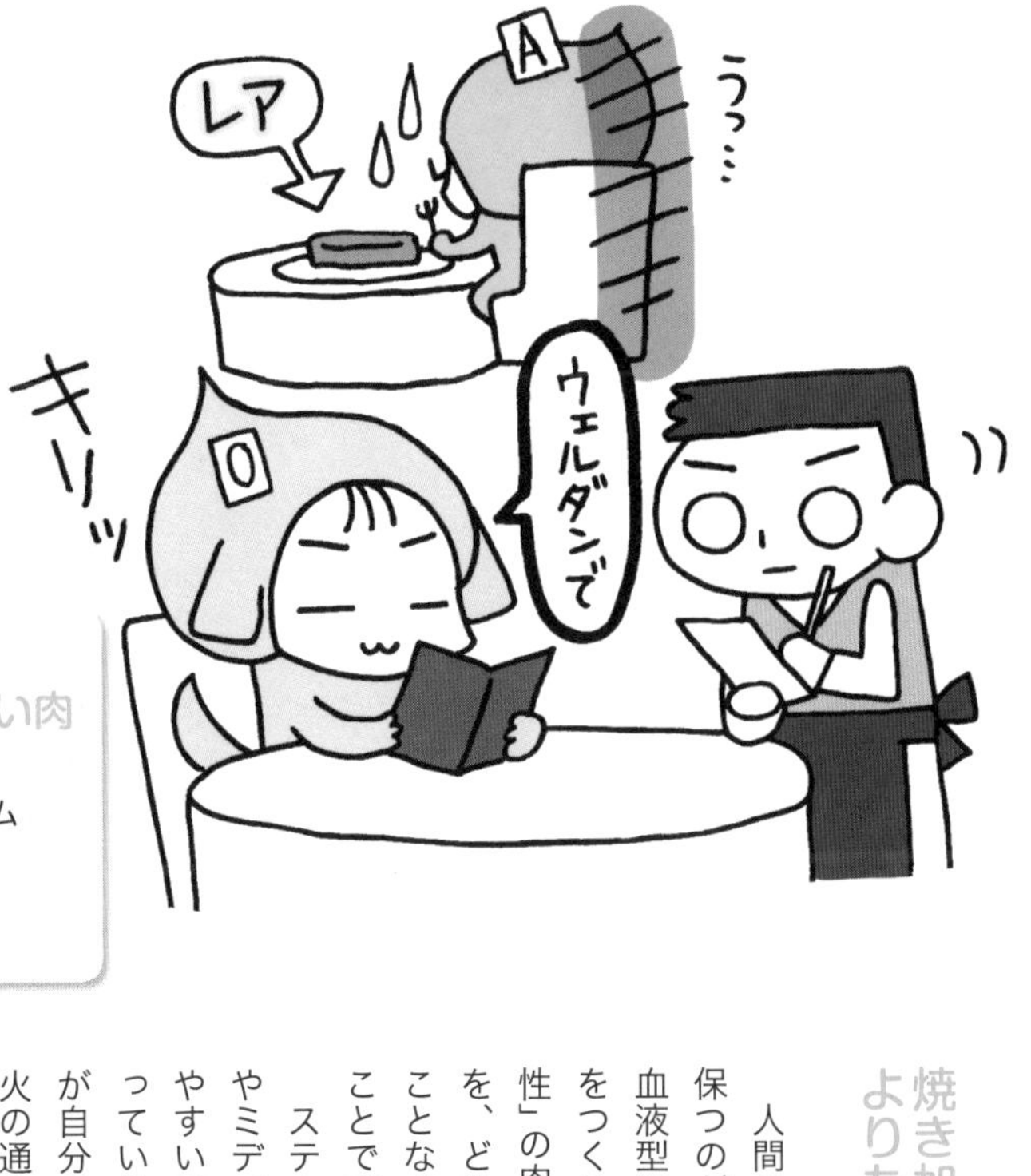

A型が特に気をつけたい肉

- 牛肉
- ベーコン・ハム
- 豚肉
- 鴨肉
- ラム・マトン

焼き加減はミディアムよりもウェルダンで

人間の体は「弱アルカリ性」を保つのがよいと言われています。血液型にかかわらず、健康な体をつくるうえで大切なのは、「酸性」の肉と「アルカリ性」の野菜を、どちらか一方に偏り過ぎることなく、バランスよく食べることです。

ステーキなどは一般的にレアやミディアムが美味しいと感じやすいですが、肉は病原体をもっている可能性もあり、その肉が自分の血液型に合わない場合、火の通りが足りないと毒の影響が出やすくなります。また、パセリなどが肉の毒を消し、消化吸収を助ける働きがあるので併せて食べるとよいでしょう。

甘いもの、お酒との付き合い方

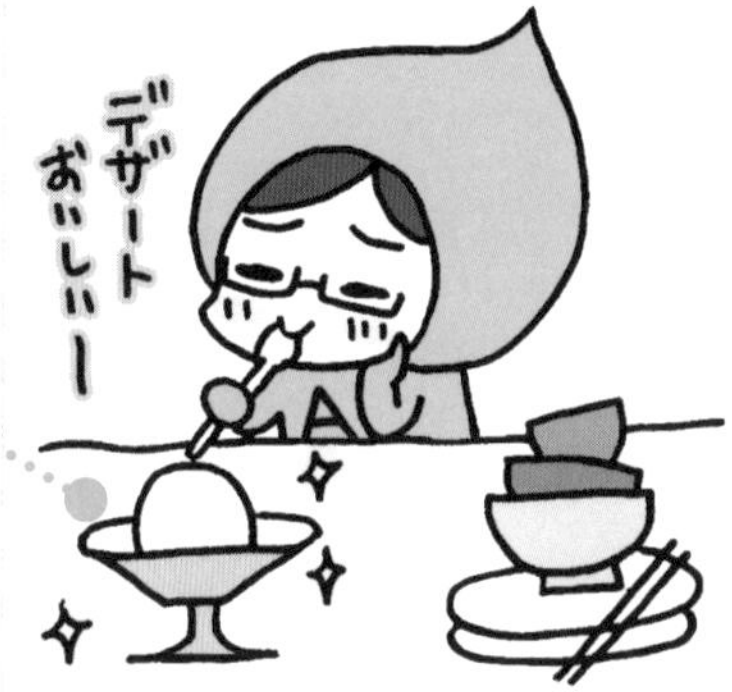

甘いものは必ず食後に

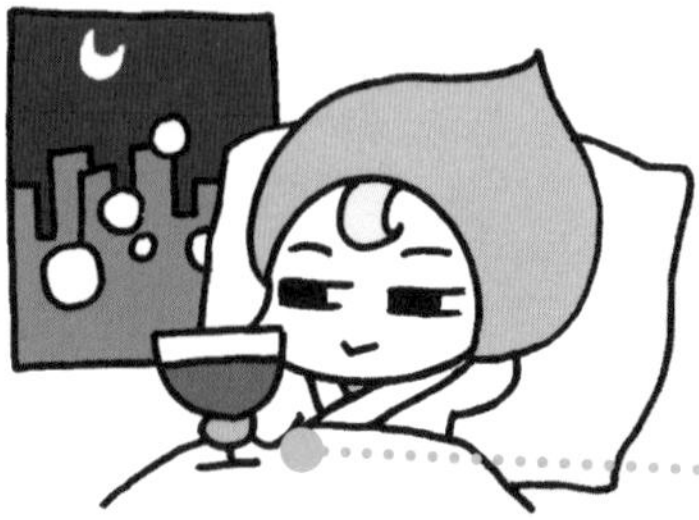

寝付けないときは
1杯のワインを

急激な血糖値の上昇が悪循環を招く

ダイエットの敵は甘いものです。甘いものを食べると血糖値が上がって一時的に疲れが取れたように感じますが、急激に上がった血糖値は急降下するので、さらに甘いものが食べたくなる悪循環に陥ります。これを避けるために、甘いものは必ず食後に食べるようにしてください。

また、夜更かしせずに睡眠を充分とることで、体脂肪の減少を促進することができるので、ダイエットの際には早寝を心がけ、就寝2時間前には食事を済ませておくのが理想的です。なお、なかなか寝付けない人は、就寝前にワインをグラス1杯飲むのもよいでしょう。

実践

2

A型さんのダイエット料理のポイント

血液型ごとに合う調理方法にも違いがあります。合う食材と組み合わせて取り入れればさらに効果アップ！

Q A型さんのダイエット料理は？

A ▶調味料や油に気をつけて和食を中心に楽しもう

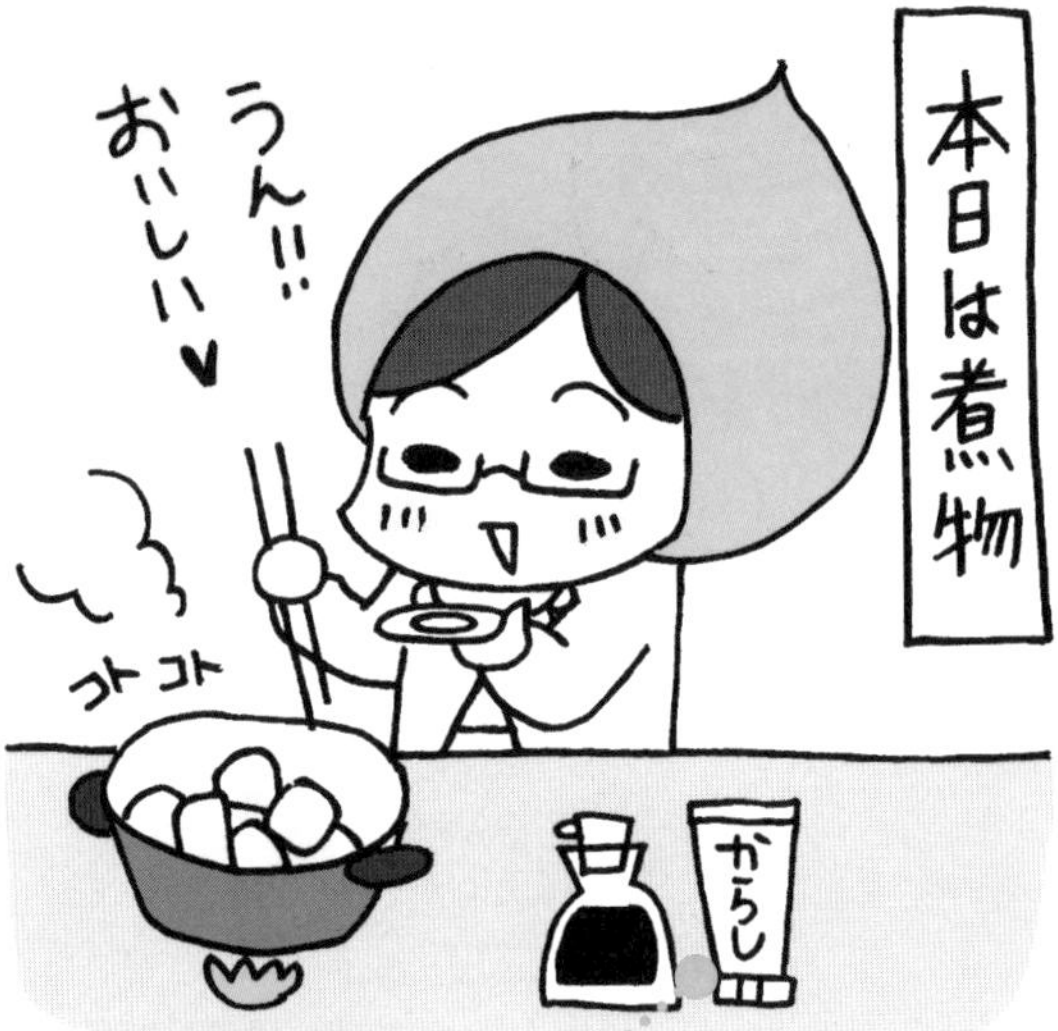

しょうゆやカラシはおすすめ
コショウやトウガラシは注意！

考え過ぎず、気楽に和食レシピでダイエット

A型の人は根を詰めずに、バランスをとりながら気楽にダイエットレシピに挑戦してください。基本的にA型におすすめのレシピは和食です。

また、調理の際は油や調味料も、体に合ったものを選ぶよう注意してください。炒め物の油にはコーン油ではなくオリーブ油を使うようにしましょう。そして、調味料はしょうゆ、カラシがA型におすすめです。コショウやチリペッパーは使い過ぎないよう注意してください。

A型さんのベストな“朝食”の一例

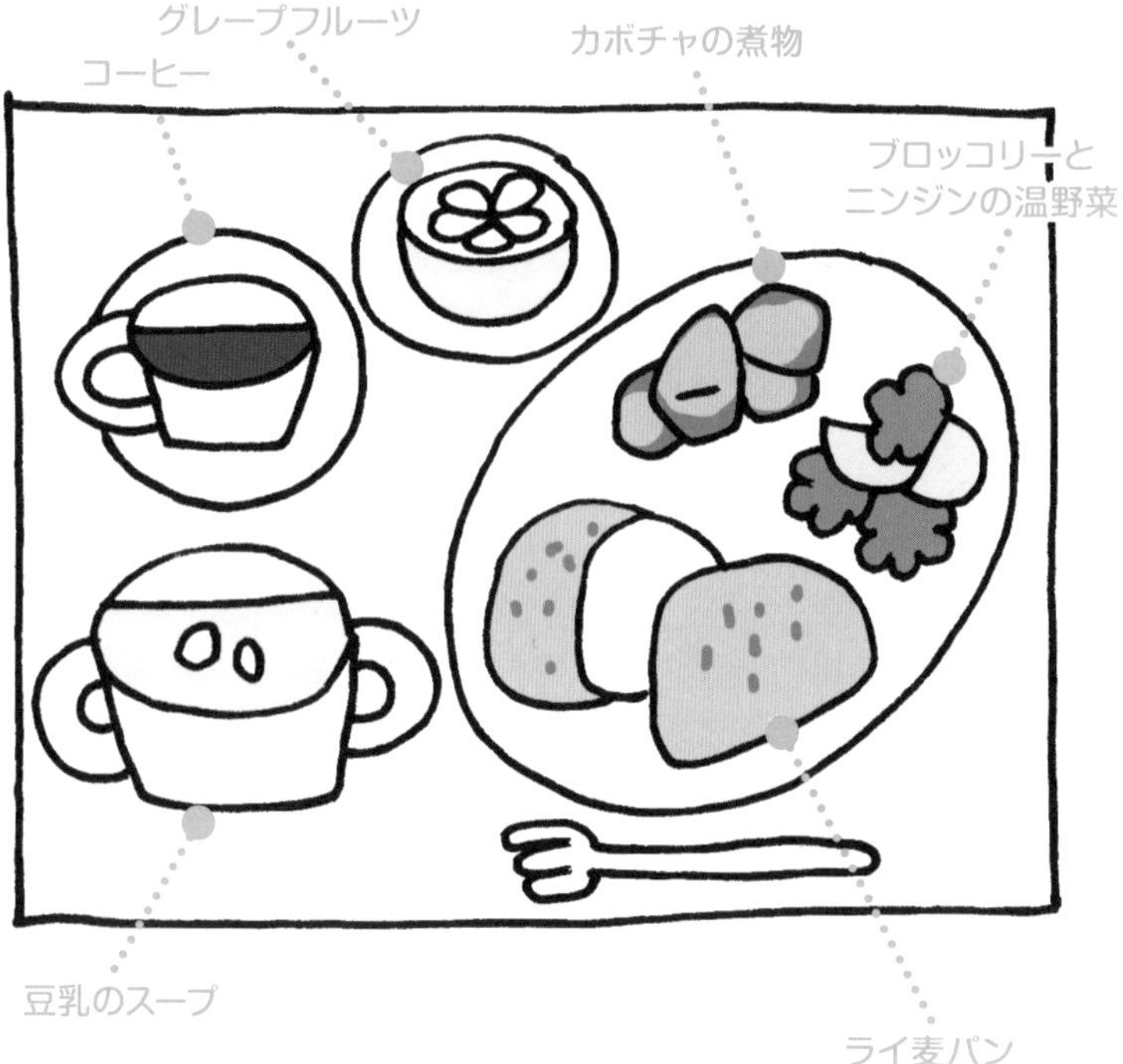

A型さんの食事は朝しっかり、夜は控えめ

A型は朝にタンパク質を中心にしっかり食事をとって、夜の食事はあまり豪華にしないようにするのがポイントです。そして、A型に合った食材を上手に食べるようにしましょう。

例えば、食パンの代わりにライ麦パン、牛乳の代わりに豆乳をとるのもおすすめです。肉類はなるべく鶏肉メニューを選び、魚は必ず食べるようにしてください。毎食、デザートにフルーツをとるのもよいです。

そして、野菜は生野菜だけでなく、温野菜やおひたしにして食べるとよいでしょう。A型の体に合う豆と合わせたサラダも、ダイエットに効果的です。

A型さんのベストな“昼食”の一例

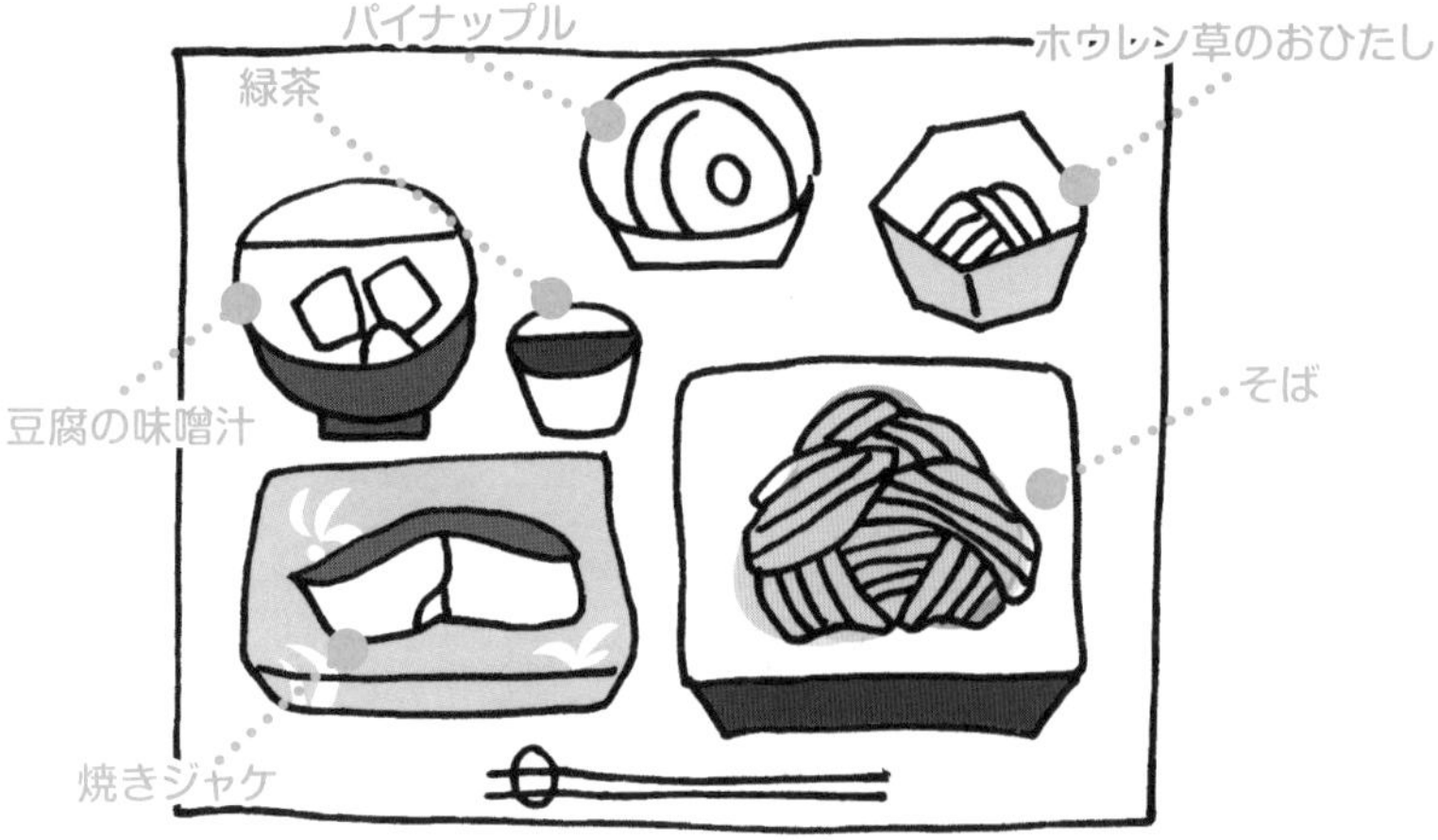

A型さんのベストな“夕食”の一例

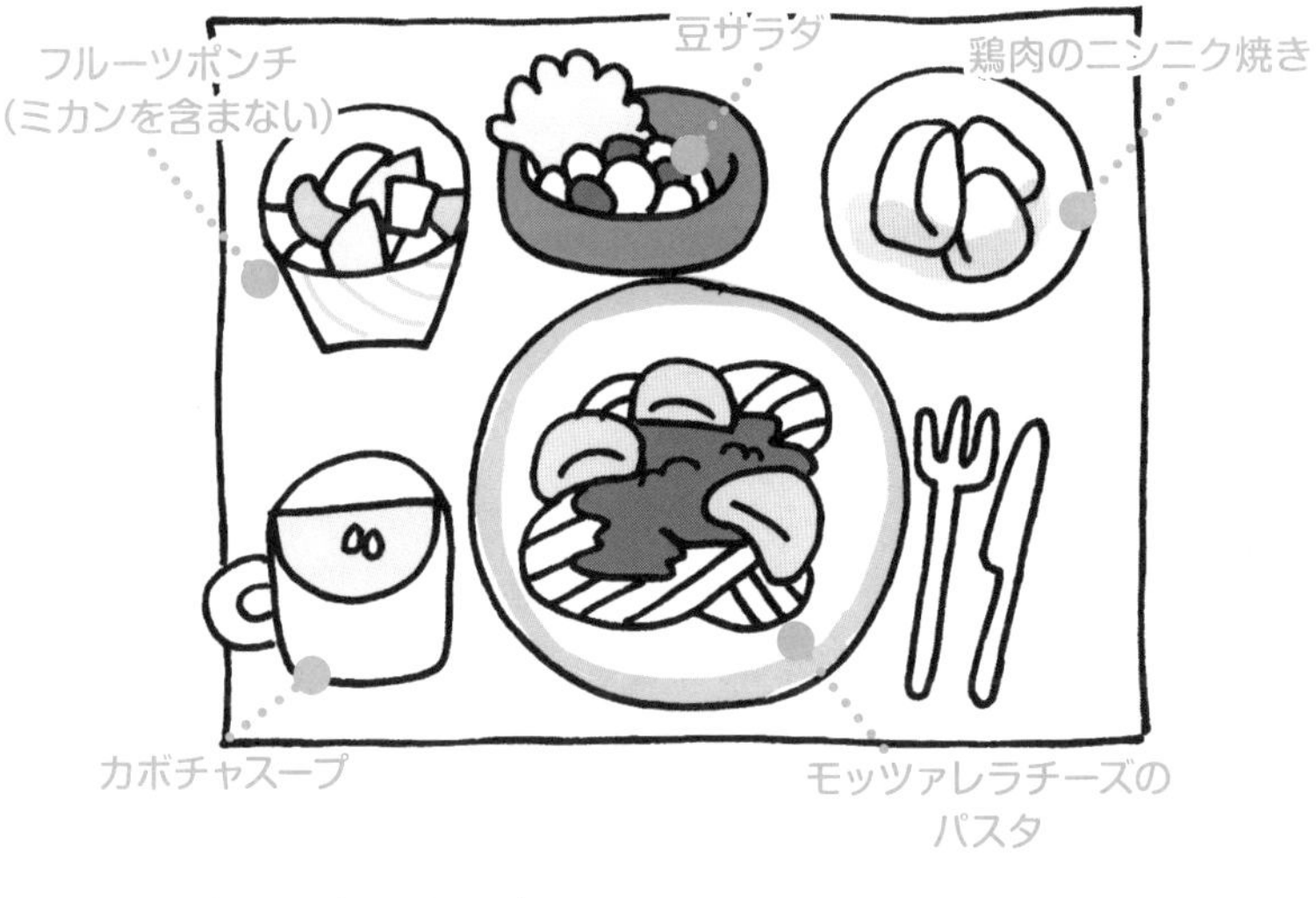

実践

3

A型さんの太りにくいおやつ

ダイエット中はおやつなんて厳禁と思いがちですが、「血液型ダイエット」では間食OK！上手な取り入れ方を紹介します。

Q A型さんの間食は？

A ▶こまめに食べて1度の食事でドカ食い防止

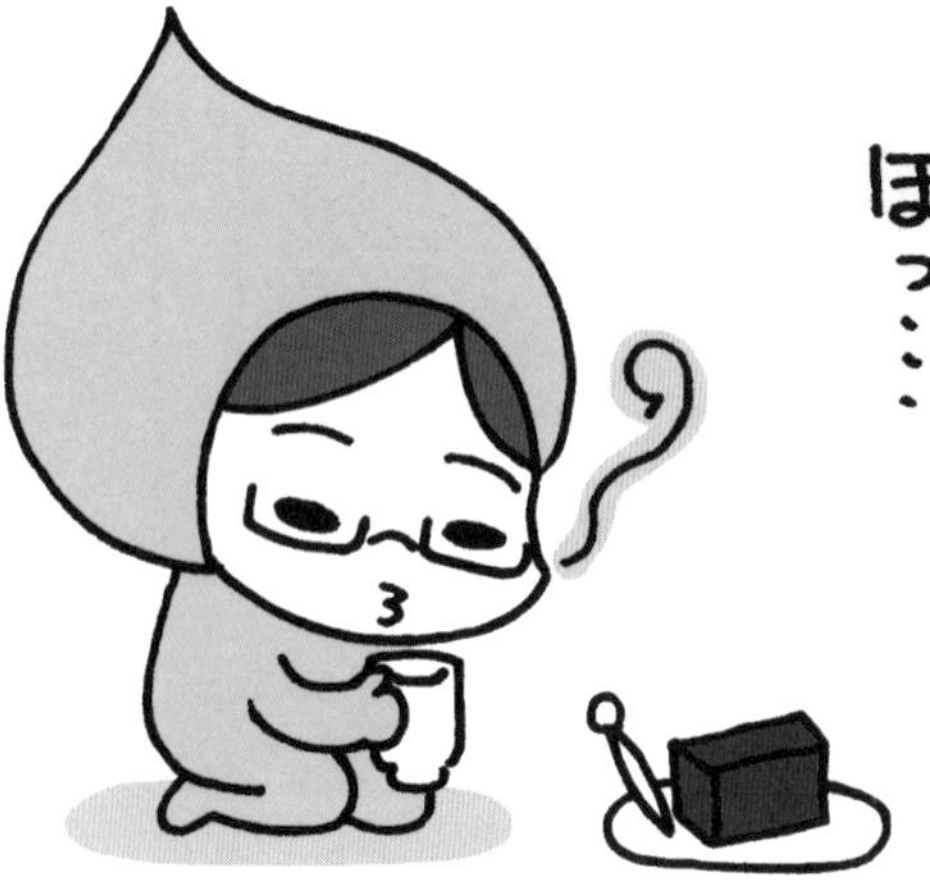

間食におすすめなのはフルーツと豆乳

A型の人には、一度の食事で多く食べるのではなく、上手に間食をとって食べる回数を増やすことをおすすめします。ただし、おやつに太りやすい食材を使ったスイーツを食べるのは控えるようにしてください。特に、乳製品であるクリーム系のスイーツや小麦粉を使ったスイーツは食べ過ぎに注意しましょう。

またフルーツもよいでしょう。太りやすい果物以外の果汁100%のジュースを飲むのも効果的です。

積極的にとりたいおやつ

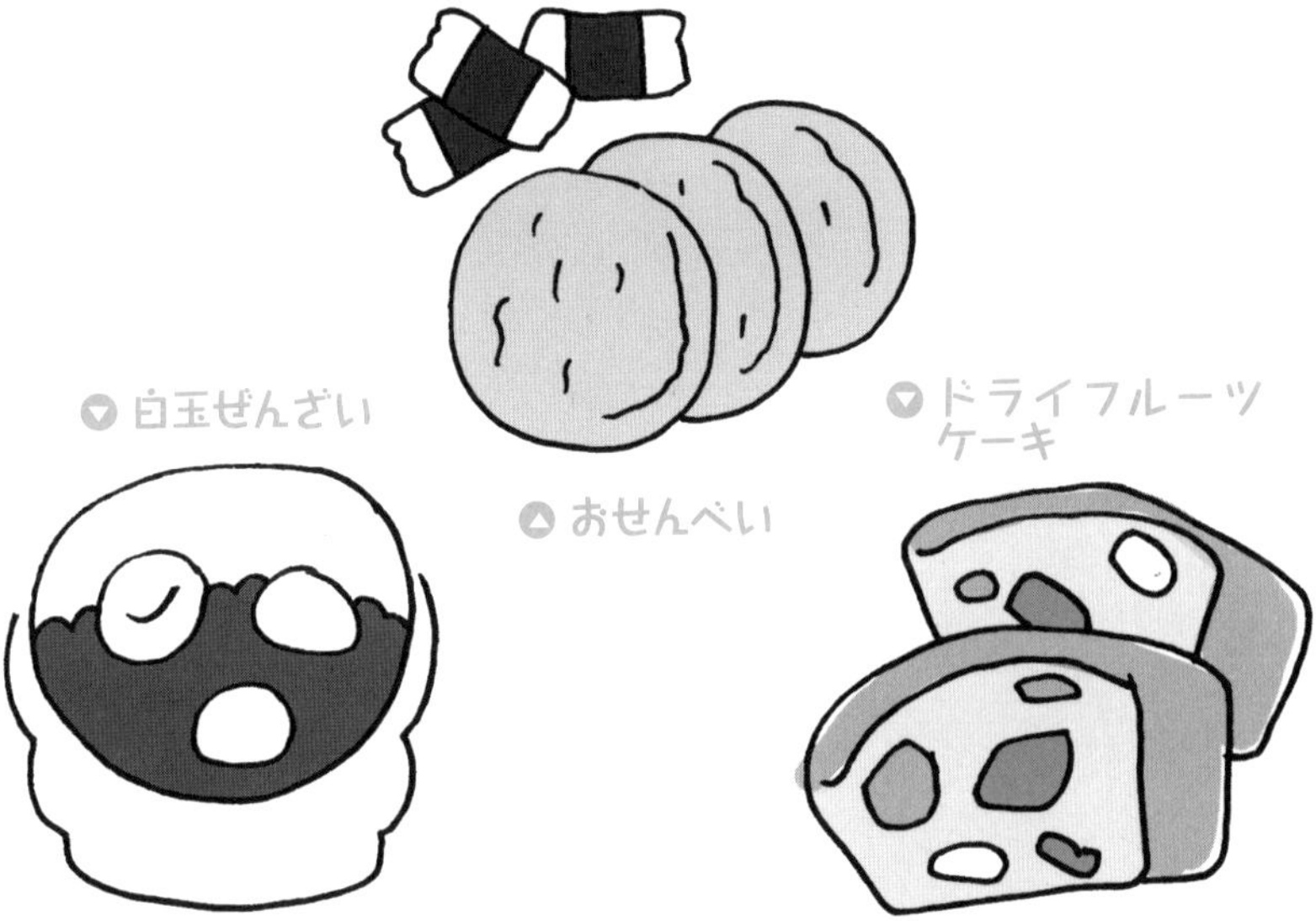

おすすめの組み合わせ一覧

おやつ		飲み物
白玉ぜんざい	と	緑茶
ドライフルーツケーキ	と	コーヒー
ガレット	と	豆乳
お餅	と	緑茶
おせんべい	と	緑茶

実践

4

A型さんの太りにくい外食

カロリーオーバーになりがちな外食ですが、ときには息抜きも必要。ただしメニューの選び方にひと工夫を。

Q A型さんの外食ポイントは?

A ▶メニューを選べば、外食もOK!

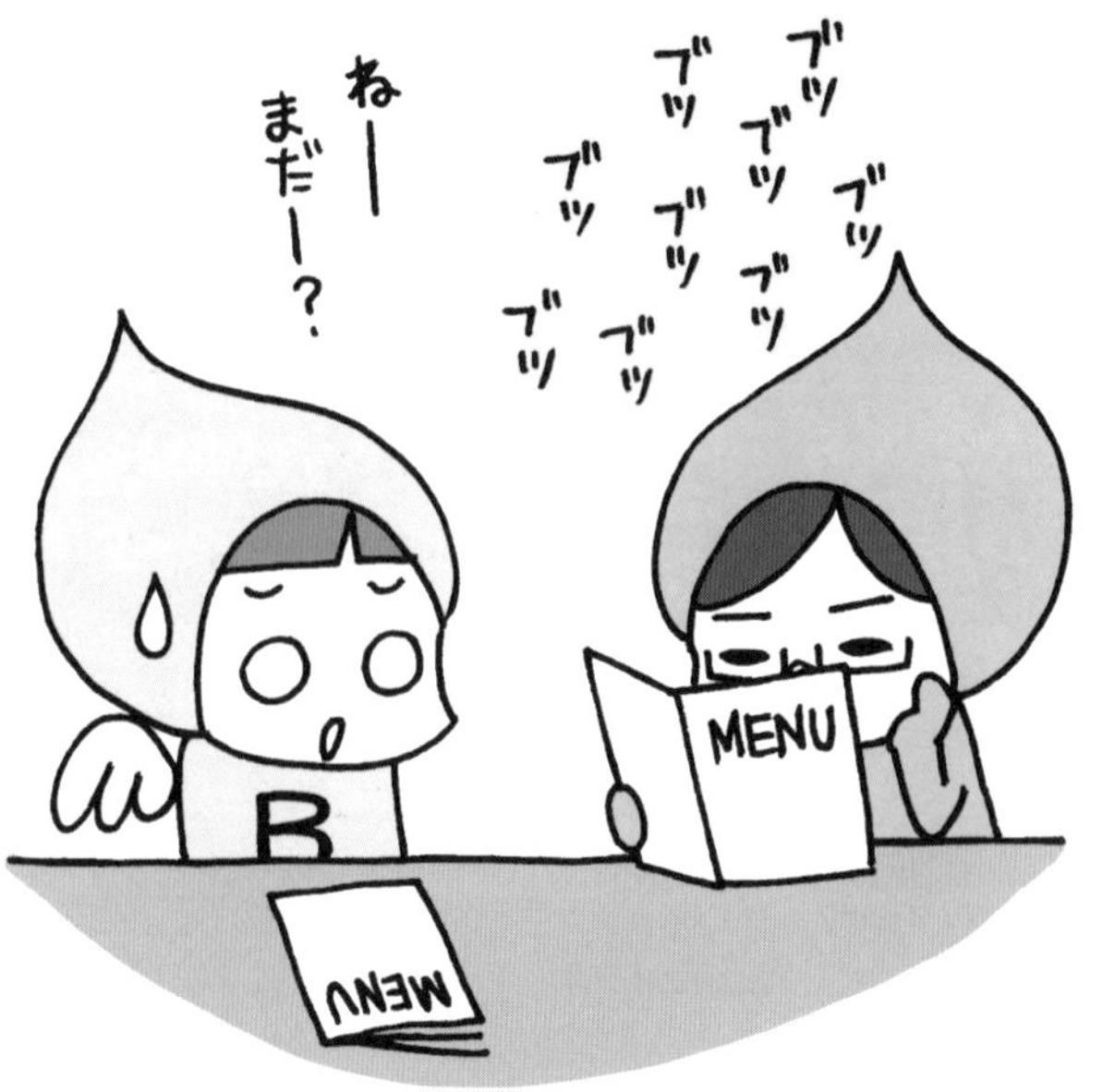

外食でも考え方は同じ 体にいい食材を選ぼう

外食するときは、血液型に合った食材を選べない場合もあるもの。ですが、神経質になる必要はありません。このダイエット法は「1日できなければ失敗」というシビアなものではありません。1日くらいなら、体質に合わないものを食べてしまっても、その後何日か体に合ったものを中心に食べればリセットできます。体質に合わない食材をすべて排除しようと厳しく制限せず、バランスをとりながらメニューを選んでください。

迷ったらこれを選ぼう！

イタリアン

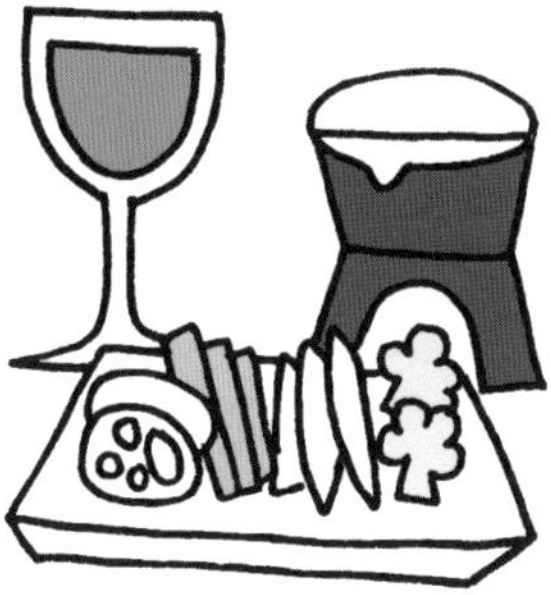

▶バーニャカウダと赤ワイン

肉や乳製品をできるだけ避け、野菜が中心の料理を選ぶことを心がけるべし。

ハンバーガーショップ

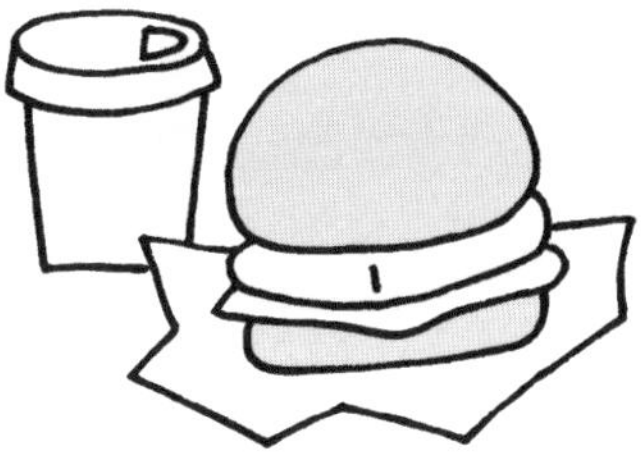

▶フィッシュバーガーとホットコーヒー

牛・豚肉は合わないため魚を。もしくはチキンバーガーをセレクトして。

居酒屋

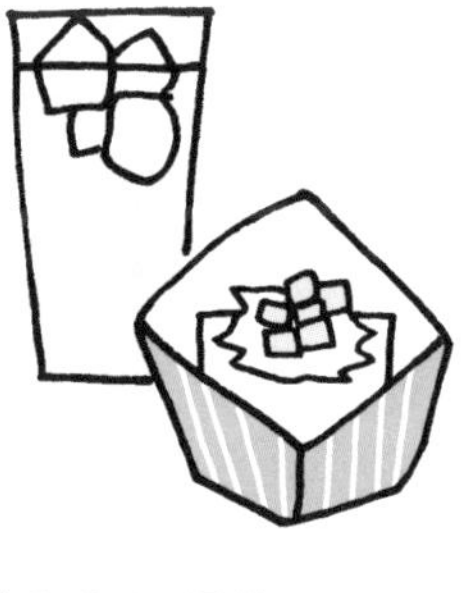

▶冷や奴と緑茶ハイ

大豆製品は強い味方。焼酎は合うわけではないので緑茶で割り控えめに。

中華料理

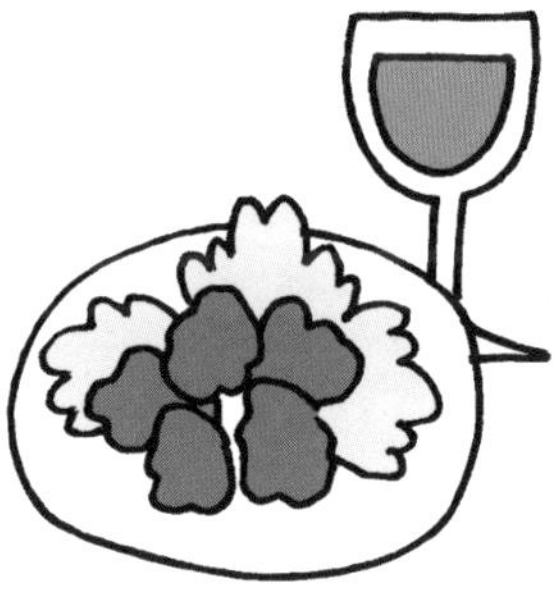

▶油淋鶏《ユーリンチー》と赤ワイン

A型が比較的体に合う鶏肉を使った料理を、赤ワインと一緒に。

血液型ごとに体にいい食材を使ったダイエットレシピを紹介！　簡単にできるものばかりなので、ぜひ挑戦してみましょう。

ショウガを加えて代謝を促進！
スーラータン風スープ

A型の体に合う豆腐と、鶏のささみでタンパク質を補給できる、すっぱいスープ。水溶き片栗粉でとろみをつけてもおいしい。

84Kcal/1人分

A型に合う食材はコレ！

- 鶏のささみ
- 豆腐
- ショウガ

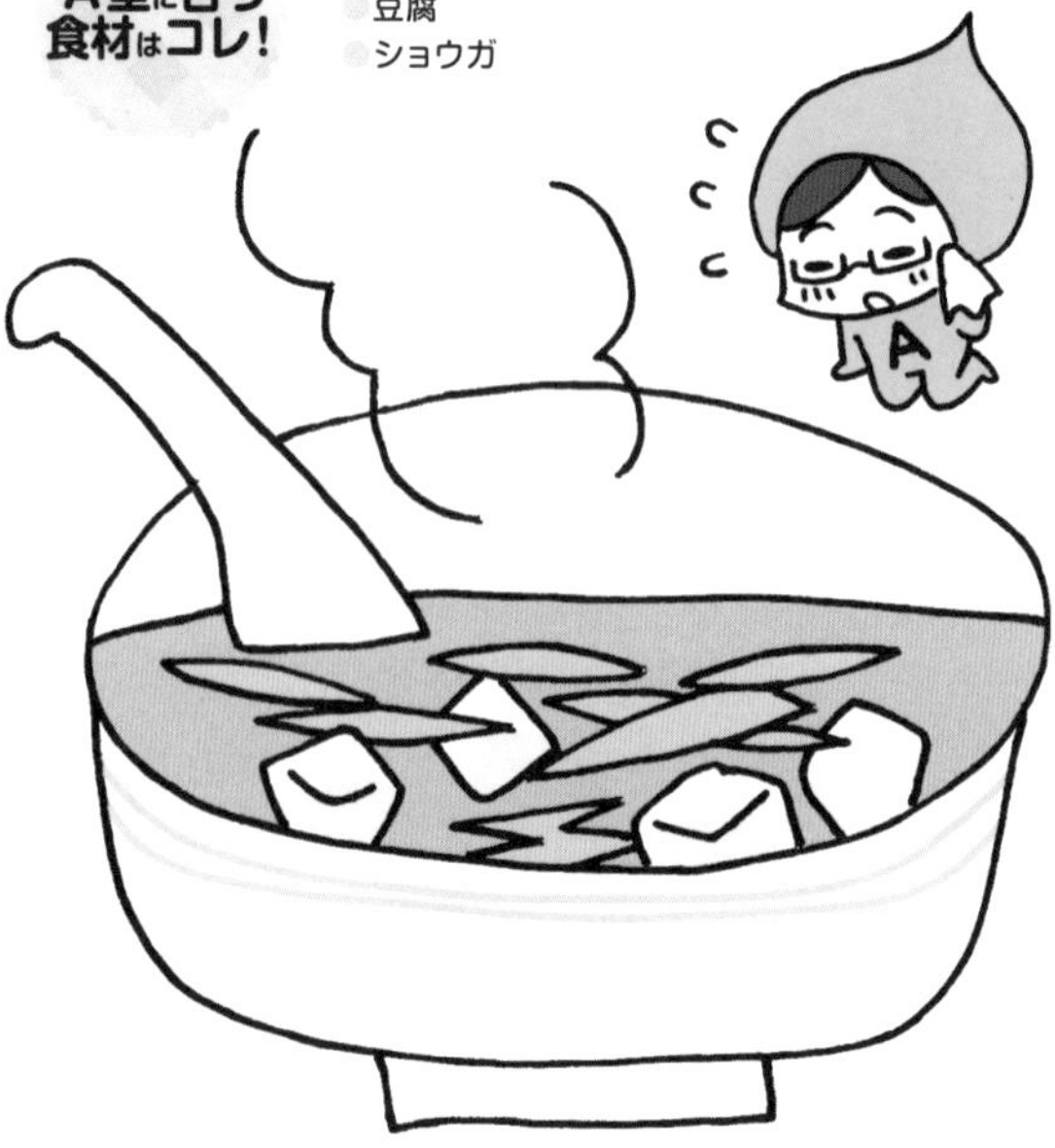

材料（2人分）

鶏のささみ…1本
ネギ…1/4本
タケノコ…50g
豆腐…1/4丁
ショウガ…1かけ
水…400cc
鶏がらスープの素（顆粒）…大さじ1
酒…大さじ1/2
しょうゆ…大さじ1/2
酢…大さじ1

作り方

1. 鶏のささみは筋を取り、一口大に切る。
2. ネギはななめの細切りにする。タケノコも細切りにする。
3. 豆腐はサイコロ切りに、ショウガは千切りにする。
4. 鍋に水と鶏がらスープの素を入れ、ひと煮立ちしたらショウガと鶏のささみを加える。あくが出たら取る。
5. ❹にネギ、タケノコを加え、しんなりしたら豆腐を入れる。酒・しょうゆ・酢を加えて味を整え器に盛る。

とろ〜りチーズで食いしん坊も大満足！

ささみモッツァレラチーズのパセリソース

A型の体に合い、脂肪分の少ない鶏のささみを味方につけたダイエットメニュー。パセリのデトックス効果で体も軽くなる！

A型に合う食材はコレ！

- 鶏のささみ
- モッツァレラチーズ
- ニンニク
- パセリ
- オリーブオイル

221 Kcal/1人分

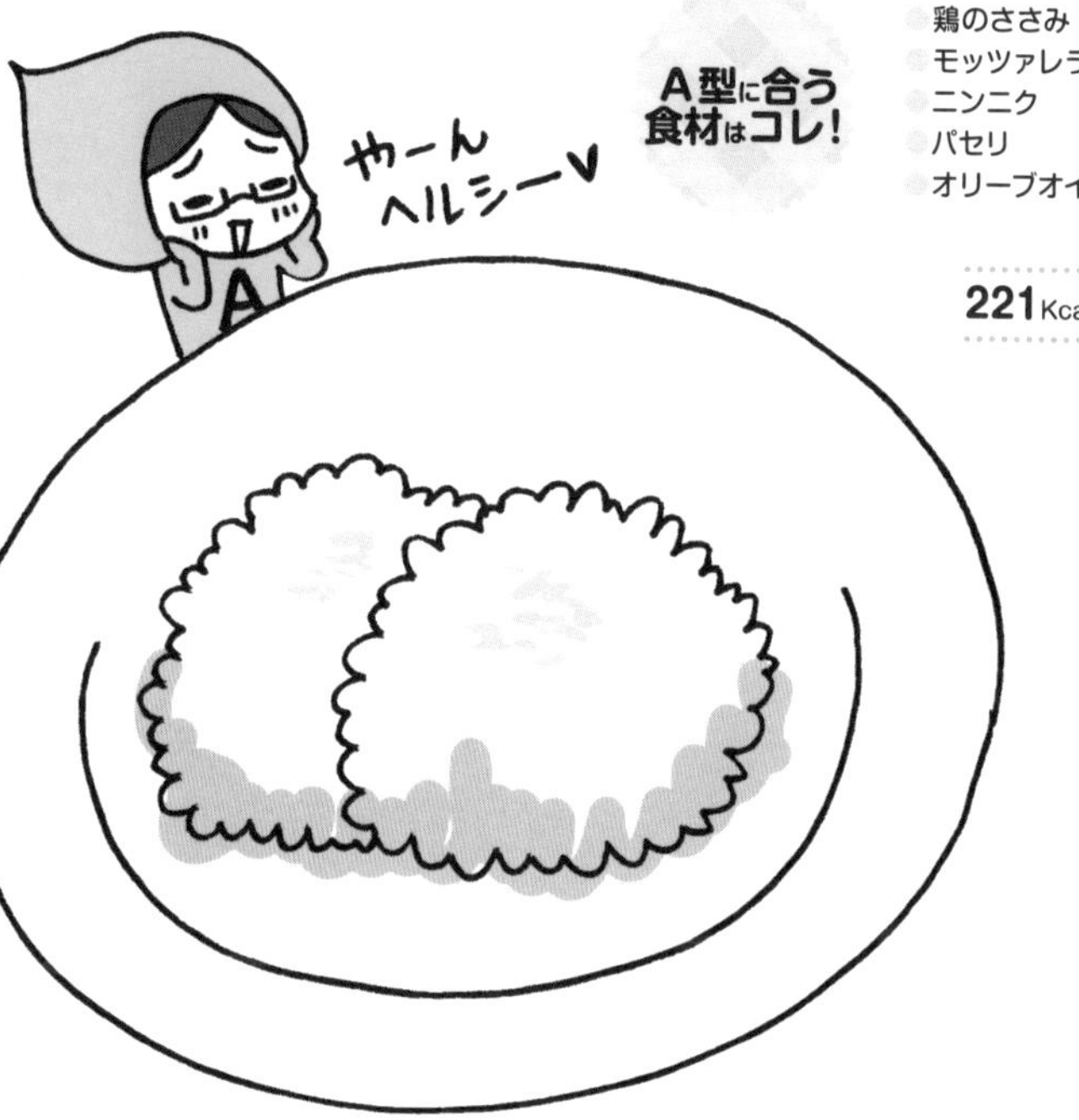

材料(2人分)

鶏のささみ…4本
モッツァレラチーズ…2切れ
パン粉…大さじ2
ニンニク…1かけ
刻みパセリ…大さじ1
オリーブオイル…大さじ2
塩…少々
コショウ…少々
しょうゆ…小さじ1

作り方

① 鶏のささみの筋を取り、包丁でたたく。塩・コショウをかけてこねる。
② ①を2等分して、モッツァレラチーズを包み入れ、パン粉をまぶす。
③ ニンニクを包丁で潰し、オリーブオイルといっしょにフライパンに入れる。炒めて、オリーブオイルに香りをうつす。
④ ③のフライパンに②を入れ、両面をこんがり焼いて皿に盛る。
⑤ ④のフライパンに、刻みパセリとしょうゆを加えてソースを作り、④にかける。

香りのよいタレが食欲をそそる!

鶏肉と野菜の香りダレ炒め

ニンニクとショウガ、ネギを加えた香りダレで、食欲のない人にもオススメ。鶏もも肉を鶏むね肉や魚に替えてカロリーダウンのアレンジもGOOD。

A型に合う食材はコレ!

- 鶏もも肉
- ブロッコリー
- カブ
- ニンジン
- ニンニク
- ショウガ
- オリーブオイル

254 Kcal/1人分

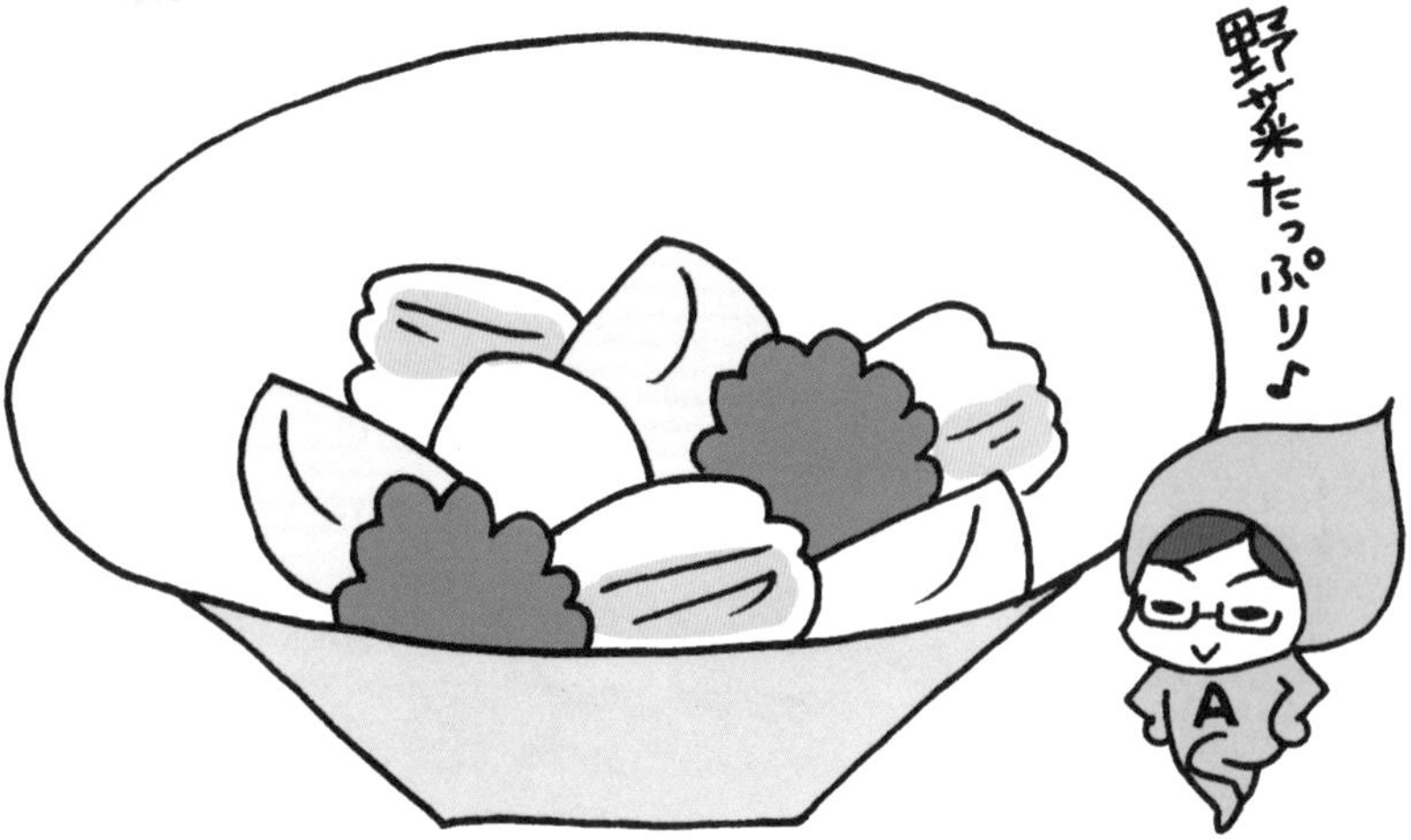

材料(2人分)

鶏もも肉…1枚
ブロッコリー…1/4株
カブ(葉付き)…1個
ニンジン…1/2本
タレ
- ネギ…10cm
- しょうゆ…大さじ2
- 酒・砂糖…各大さじ1
- ニンニク・ショウガ…各1かけ

オリーブオイル…大さじ1
塩…少々

作り方

1. 鶏もも肉は一口大に切り、両面に塩をふる。
2. ブロッコリーは小房に切り分け、軽く塩ゆでする。
3. カブの根は皮をむき8等分のくし型に切る。カブの葉は3cm幅に切る。ニンジンは乱切りにする。
4. ニンニク・ショウガ・ネギをみじん切りにしてボールに入れ、しょうゆ・酒・砂糖を加えてタレを作る。
5. フライパンにオリーブオイルを入れて火にかけ、フライパンが熱くなったら鶏もも肉を入れ、両面がきつね色になるまでこんがり焼く。
6. ⑤のフライパンに野菜をすべて加え、全体に油がまわったらタレをまわしかけて炒める。タレが全体になじんだら火を止め器に盛る。

体に合うイワシがメイン

イワシのマリネ

いわしにはDHA、EPA、不飽和脂肪酸など、体にいい成分がたっぷり。オリーブオイルを大さじ1杯入れることで、野菜の栄養の吸収率をアップ！

A型に合う食材はコレ！

- イワシ
- ニンジン
- オリーブオイル

179 Kcal/1人分

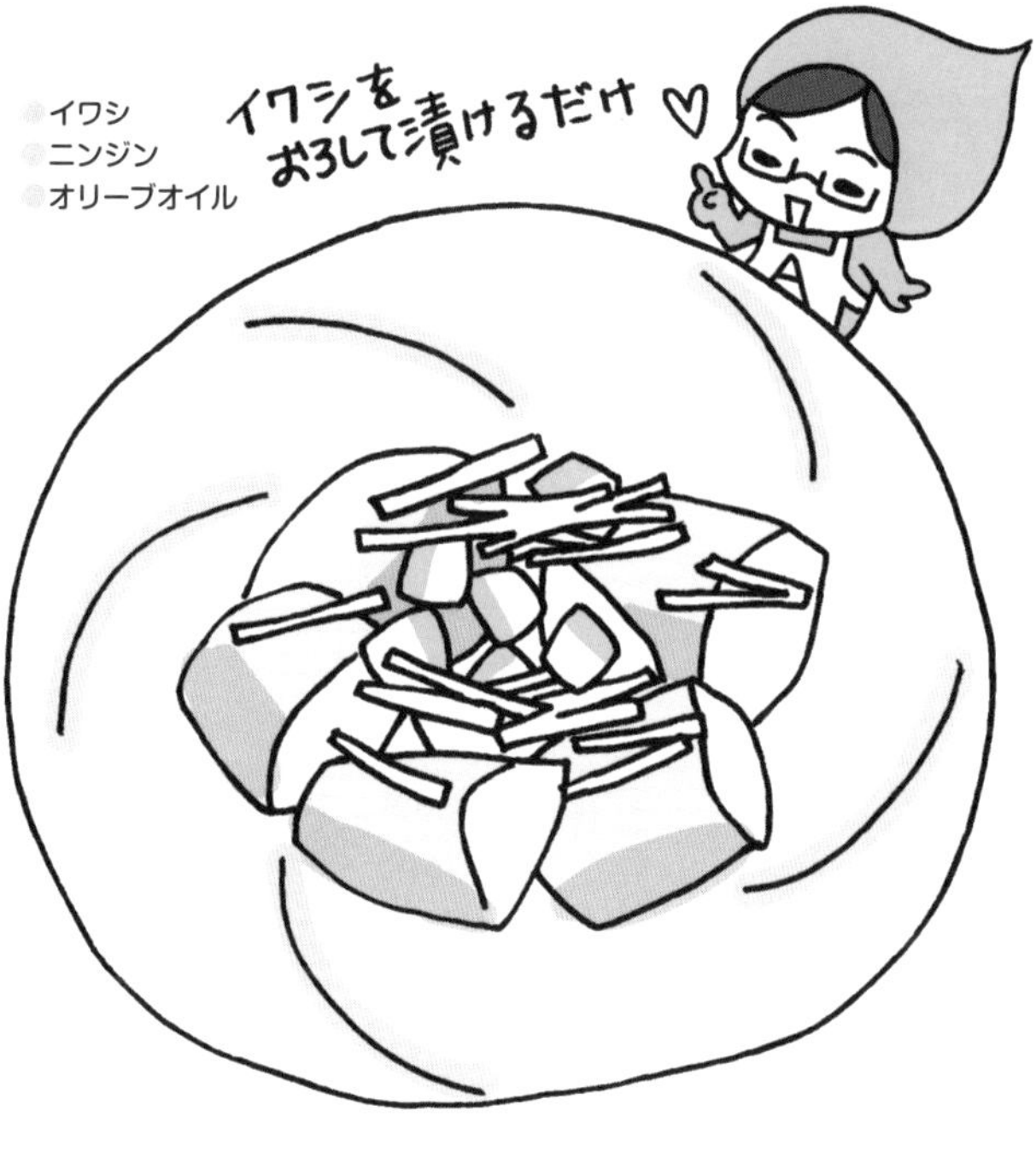

材料(2人分)

イワシ(刺身用)…2尾
ニンジン…5cm
キュウリ…1/2本
タマネギ…1/6個
塩…少々
マリネ液
- 酢…大さじ1
- しょうゆ…小さじ1/2
- 塩・コショウ…少々
- オリーブオイル…大さじ1

作り方

1. イワシは三枚におろして、塩をふり20分程置いておく。
2. ニンジンは千切り、キュウリは8mmの角切りにする。タマネギはみじん切りにして塩もみして水にさらす。
3. ❶のイワシを酢大さじ1+水50cc（分量外）で洗い、水気を取る。大きな骨を抜いて皮をむき、一口大の削ぎ切りにする。
4. 酢・しょうゆ・塩・コショウ・オリーブオイルを加え混ぜ、❷のタマネギを加えマリネ液を作る。
5. 皿に❸のイワシを盛り、❹のマリネ液をかけニンジン・キュウリを散らす。

ガッツリ豆腐でボリュームたっぷり!

豆腐ハンバーグ

練れば練るほどフワフワになるのでお試しあれ! しょうゆやタマネギで作ったドレッシングをかけてもおいしく食べられます。

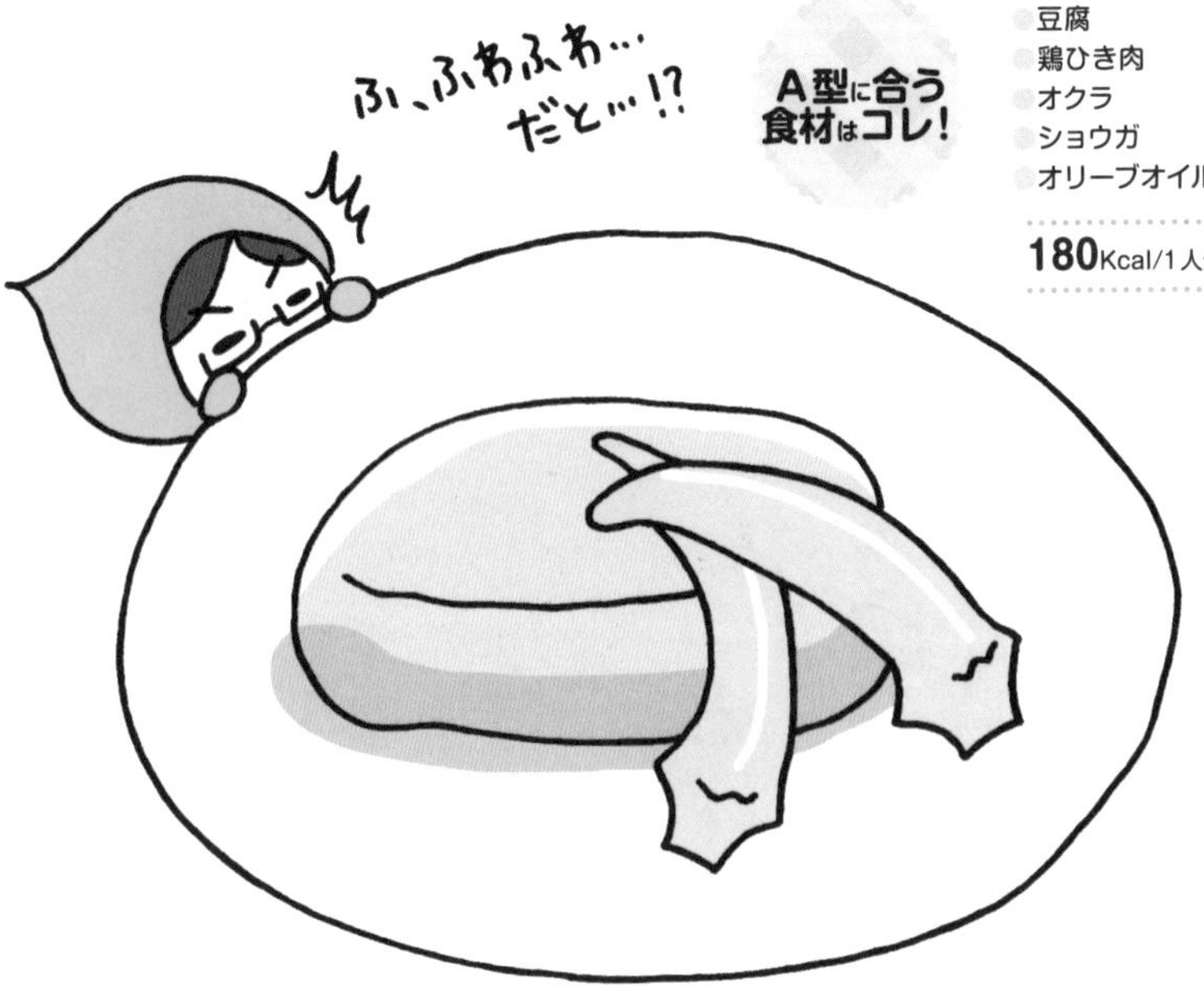

A型に合う食材はコレ!

- 豆腐
- 鶏ひき肉
- オクラ
- ショウガ
- オリーブオイル

180 Kcal/1人分

材料(2人分)

豆腐…150g
鶏ひき肉…100g
オクラ…2本
ショウガ…1かけ
塩…少々
コショウ…少々
しょうゆ…小さじ1
オリーブオイル…大さじ1

作り方

1. 豆腐は耐熱皿にのせて電子レンジで1分加熱し、水切りする。
2. ボウルに豆腐と鶏ひき肉、ショウガを加えてよく練る。
3. ②のボウルに塩・コショウ・しょうゆを加えてさらに練り、2等分してそれぞれ小判型に整える。
4. フライパンにオリーブオイルを入れ、③を両面に焼き目がつくまで焼く。
5. 皿に④のハンバーグを盛り、塩ゆでしたオクラを半分にカットして添える。

体に合う食材ばかりのスイーツ
簡単！　アジアンデザート

疲労回復に効果のあるアンズをおやつに食べて、活力を補給！　冷やした小豆を使えばひんやりしたデザートにもなります。

A型に合う食材はコレ！

- 小豆
- フォー
- アンズ
- モッツァレラチーズ

319 Kcal/1人分

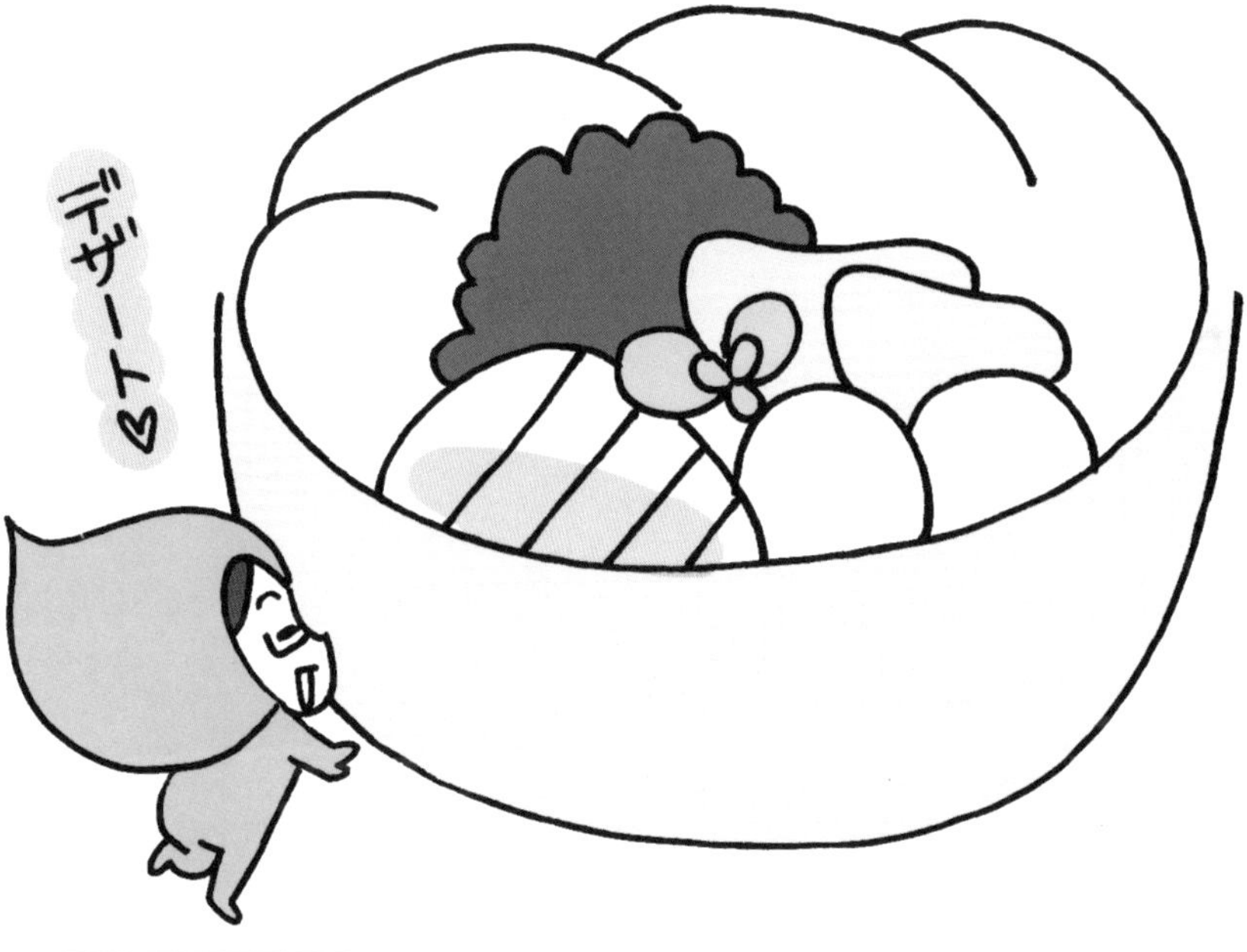

材料（2人分）

お汁粉の素（小豆）…1袋
フォー（米粉の麺）…40g
アンズ…1個
モッツァレラチーズ…15g
ミント…適量

作り方

1. 市販のお汁粉の素を鍋であたためる。
2. 沸騰させたお湯にフォーを入れてゆでる（麺の太さにもよるが、5分くらいが目安）。
3. 器に❷を入れて❶をかけ、カットしたアンズとモッツァレラチーズをのせる。最後にミントを添える。

Column 2

A型さんにオススメのサプリメント

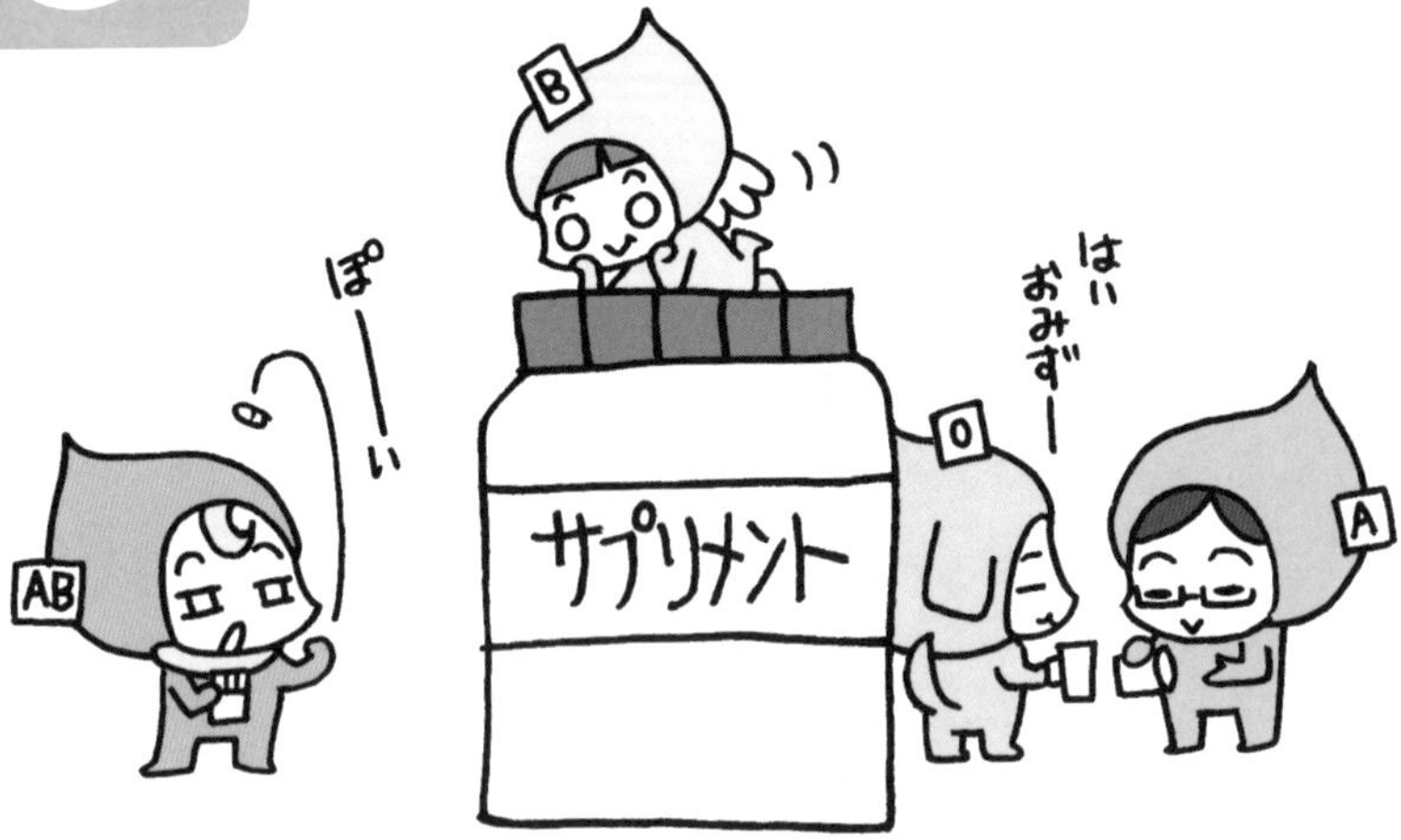

抗ストレス作用があるサプリメントをとろう

A型は神経質でストレスに弱い傾向があります。そのため、抗ストレス作用があるサプリメントをとるのがおすすめですです。また、A型の人が比較的かかりやすいと考えられるガンや心疾患を予防するために、ビタミンEやコエンザイムQ10などを摂取するとよいでしょう。

積極的にとりたいサプリメント

ビタミンB12

抗ストレス作用あり。A型が苦手な肉類に多く含まれているので、サプリメントで補給するとよい。

ビタミンC

抗ストレス作用あるが、胃粘膜を保護するために食後に摂取することを心がけよう。

ビタミンE

心臓疾患やガンを予防する作用がある。

カルシウム

乳製品から摂取できるが、中高年以上に不足しがちな栄養素なので、サプリメントで補給するとよい。

鉄 分

鉄分は赤身の肉類などに多く含まれるが、特に女性は不足しがち。鉄分の多い食品原料のサプリメントがおすすめ。

コエンザイムQ10

血圧、血糖値、コレステロールを安定させるので、心臓病予防に効果的。

第4章

A型さんの生活習慣ダイエット

美しく痩せるためには、食事だけでなく生活習慣の見直しも重要です。規則正しい生活を心がけることはもちろんですが、より健康的に過ごすためのヒントが、血液型にあります。

check!!

A型さんの生活ってこんなふうになりがちだけど…

Life style

計画的に行動したいのにうまくいかない

▶ 詳しくは P71へ!

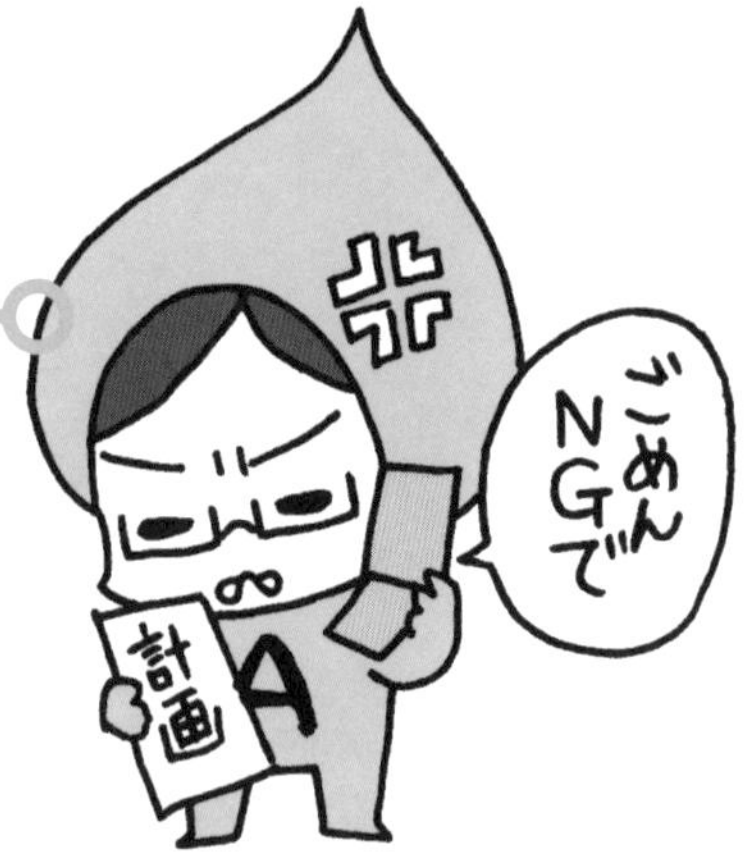

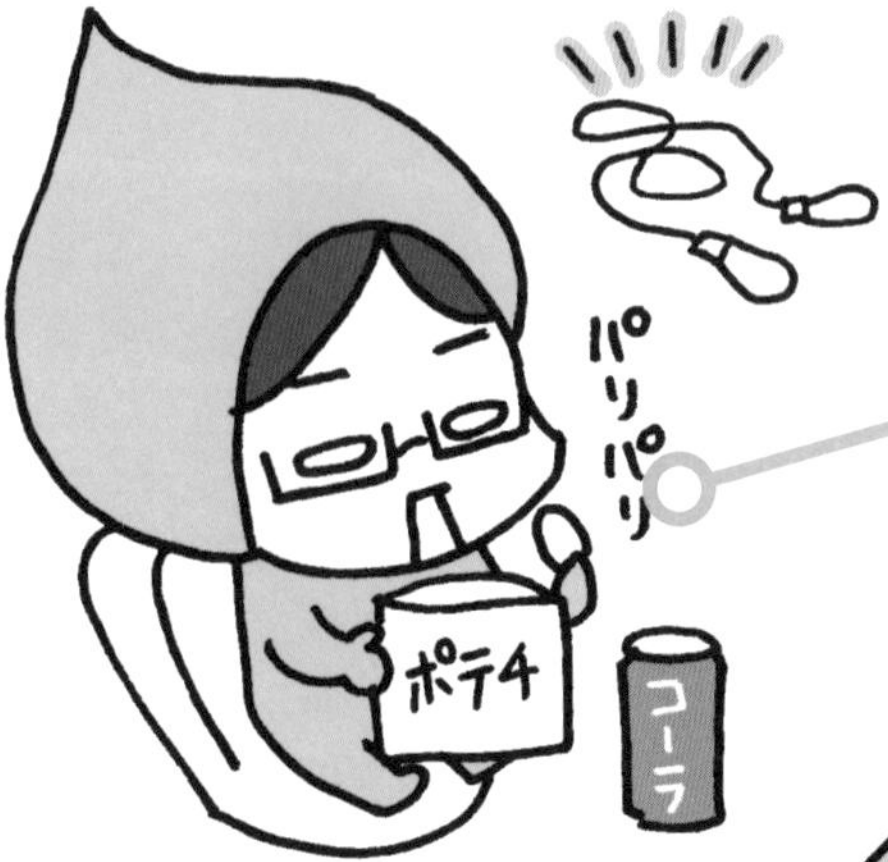

Exercise

頑張ってみるものの疲れてドカ食い

▶ 詳しくは P72へ!

Stress

日常的にストレスをためこみやすい

▶ 詳しくは P76へ!

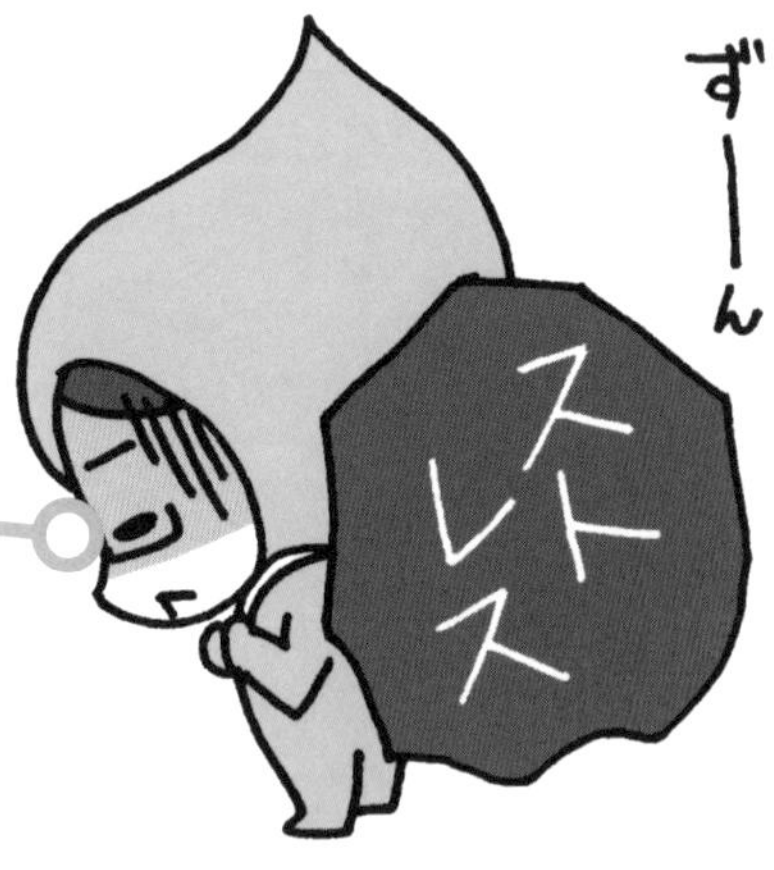

生活習慣 1

A型さんのダイエット生活はこうしよう

ついついやってしまいがちな日常のちょっとした習慣。もしかして、自分の血液型には悪い影響があるかも？

A型さんのダイエットの心得

▶睡眠を十分とって朝から活動しよう！ A

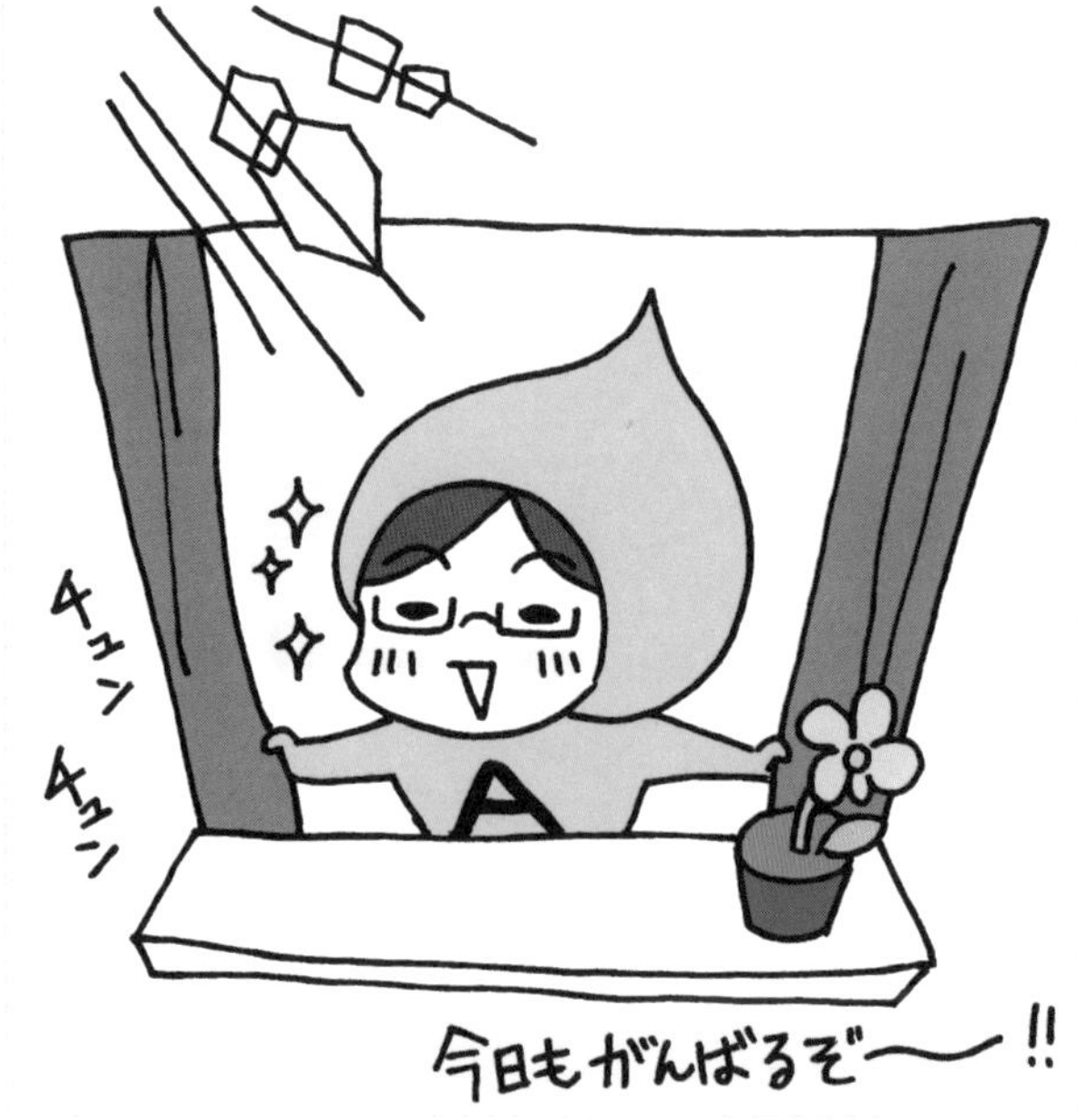

ドカ食いはNG 起床したらすぐ活動

計画的に生活したいのに、何かジャマが入ると、自分のリズムを崩してしまうことが多いA型。毎日、規則正しい生活を心がけて、十分に睡眠をとるようにしてください。また、起床したらすぐに活動を始めるようにしたほうがよいでしょう。

また、激し過ぎる運動は避け、食事はなるべく1回の量を少なくして、その分回数を増やすようにしてください。特に、砂糖やカフェイン、アルコールのとり過ぎには注意しましょう。

A型さんにおすすめのエクササイズ

効果的なエクササイズも血液型ごとに異なります。自分に合うスポーツを取り入れれば、よりメリハリボディに！

A型さんにぴったりなのは？

▶体がリラックスできるゆったりとした運動 A

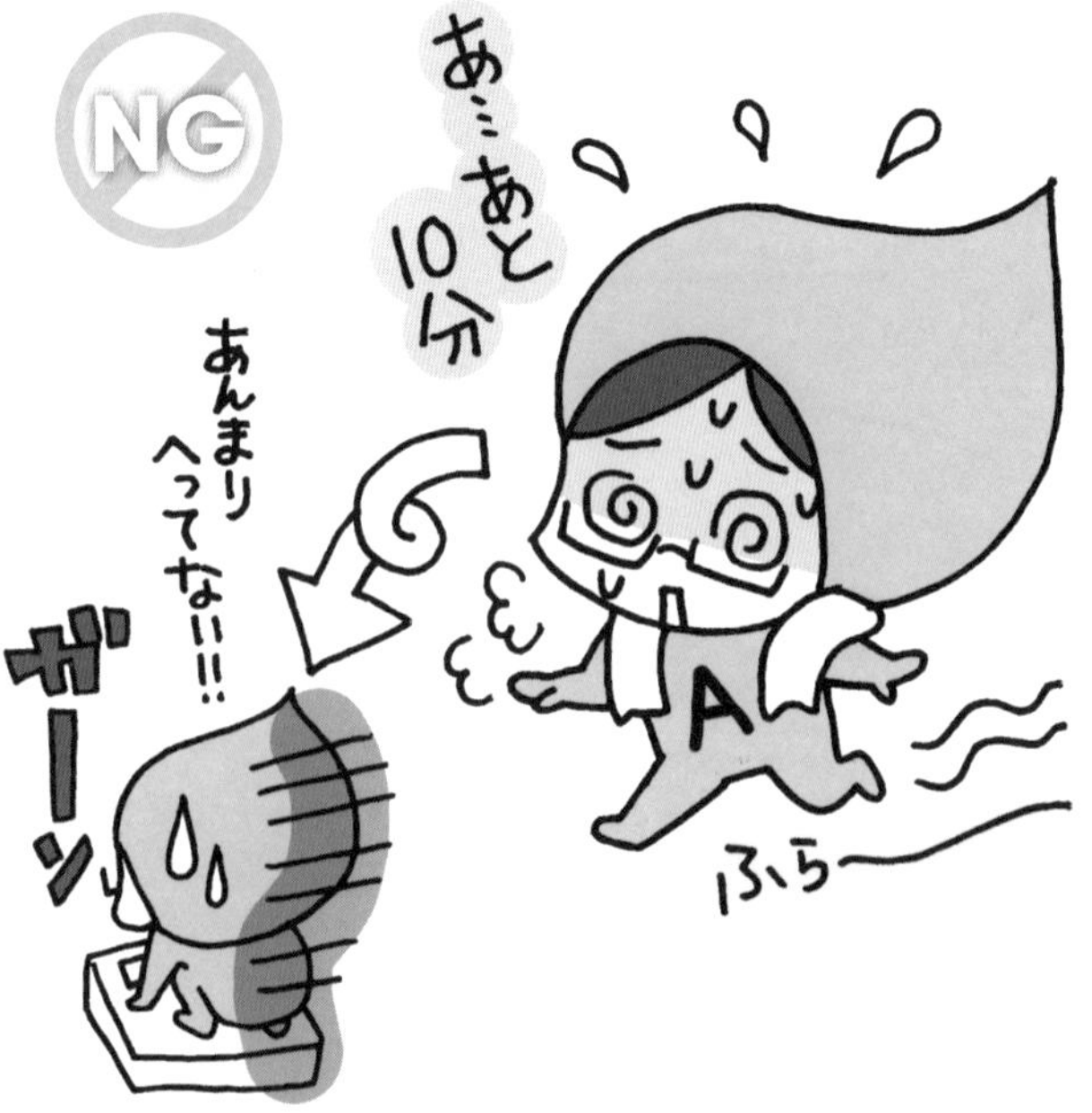

アルカリ性のA型は激しい運動はNG

A型は心にも体にもストレスがたまりやすい傾向があります。そのため急にハードな運動を始めると体が緊張してしまい、かえって効果が出にくいことがあります。A型には筋肉の緊張を解いてリラックスさせる、ゆったりとした運動が向いています。

また、A型は頑張り過ぎてしまう性格なので、運動する際は休息を。A型の体は、酸性になると代謝が悪くなります。極端な筋肉疲労は、体を酸性にしてしまうので要注意です。

A型さんにおすすめのスポーツはコレ！

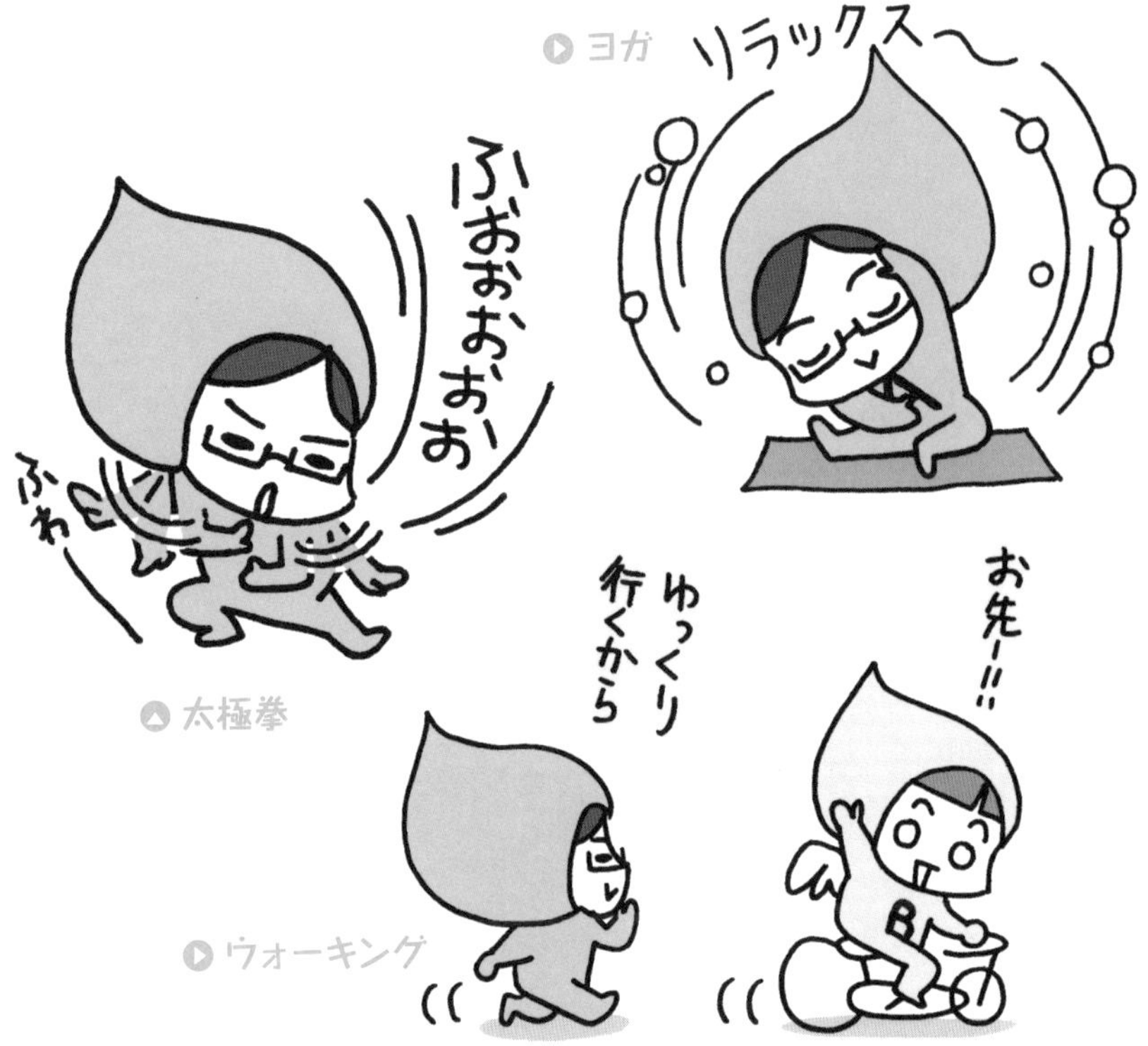

無理せずできるゆったりとした運動を

　A型に向いているエクササイズは、「ヨガ」や「太極拳」といった、優美な動きの中で行う運動です。どちらも意外とハードな部分があるので、無理せず初歩から教えてもらえる先生を選ぶとよいでしょう。

　また、「ゴルフ」も適度な運動量で心と体をリフレッシュさせることができるでしょう。

　さらに、「ウォーキング」もA型にはぴったりのエクササイズです。背中を丸めないようにまっすぐ前を向きながら下腹に力を入れて歩きましょう。歩幅は大きめに、太ももの筋肉、おしりの筋肉が動くのを感じながら、腕も振って歩くと効果的です。

エクササイズの効果を高めるダイエットストレッチ

エクササイズを行うと同時に、固まった体をほぐすストレッチを取り入れてみましょう。すべての血液型に有効です。

6カウントストレッチで体を伸ばそう!

1

足を開いて立ちゆっくり前屈

両足を肩幅よりも少し広めに開いて立った状態から、ゆっくりと前屈します。

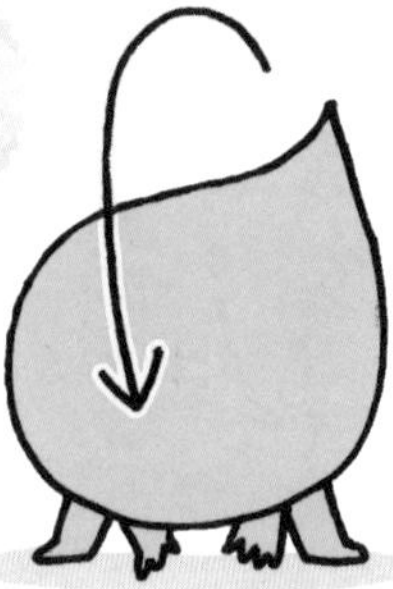

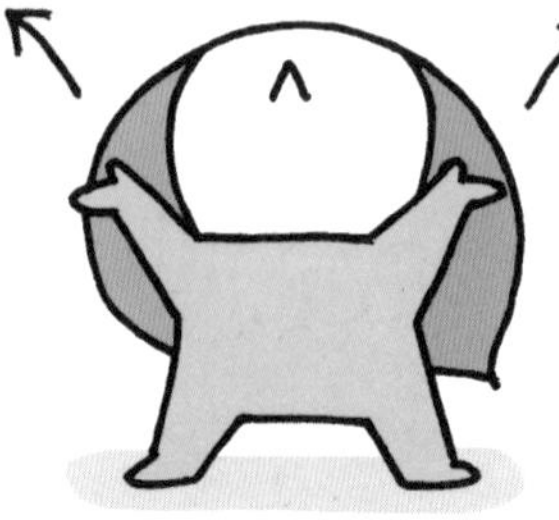

2

両手を上げて体を反らす

1の状態から、そのままゆっくりと両手を上げ、体をできるだけ後ろへ反らします。

ストレッチで脂肪燃焼太りにくい体をつくる

自分の血液型に合った食生活をすれば、体中の細胞が活性化され、余計な脂肪が排出されていきます。その動きをさらに活発にするために、「腰椎《ようつい》エクササイズ」を行いましょう。

ダイエット効果抜群のこのエクササイズは、関節を伸ばし、筋肉を伸び縮みさせるストレッチ運動です。このストレッチ運動は、代謝を高め、太りにくい体をつくるのに有効です。また、スポーツ前の準備運動としても、すべての人におすすめできます。

3 片手を上げて横に反る

片手を腰に当て、もう片手は上げて耳につけて、そのまま体を横に倒します。反対側も同様に。

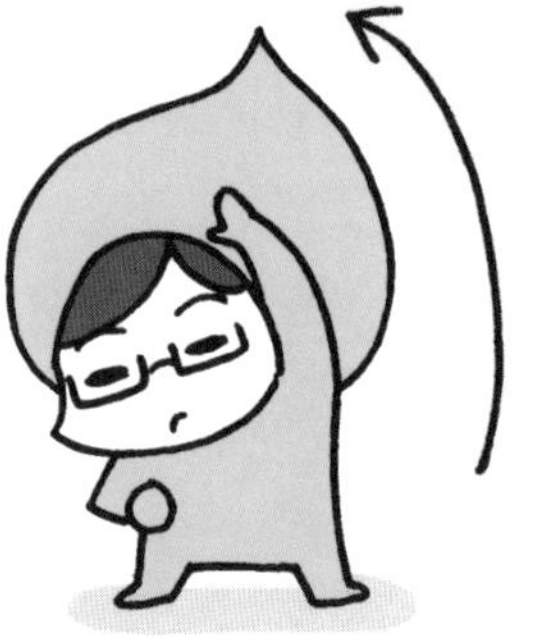

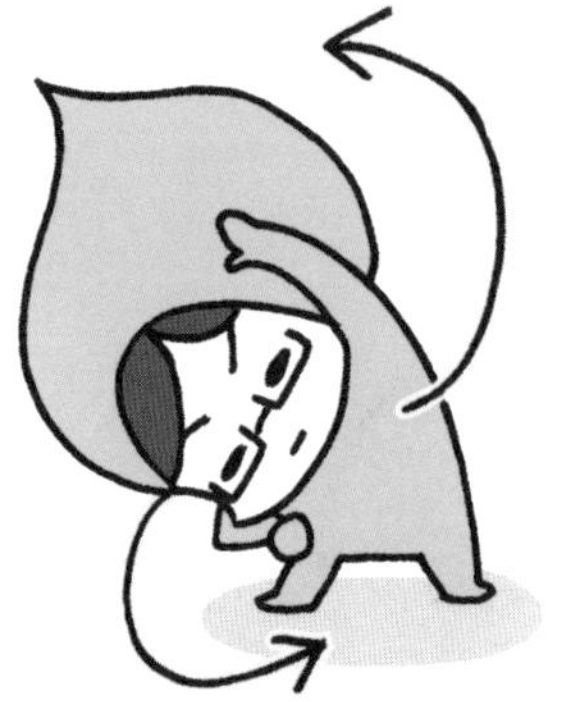

4 腰をひねり体を斜め前に倒す

片手を腰に当て、もう片手は上げて耳につけます。手を当てたほうの腰を45度前にひねり出し、同時に体を斜め前方にひねり倒します。反対側も同様に。

5 腰をひねり体を斜め後ろに倒す

片手を腰に当て、もう片手は上げて耳につけます。手を当てた方の腰を45度後ろにひねり出し、同時に体を斜め後方にひねり倒します。反対側も同様に。

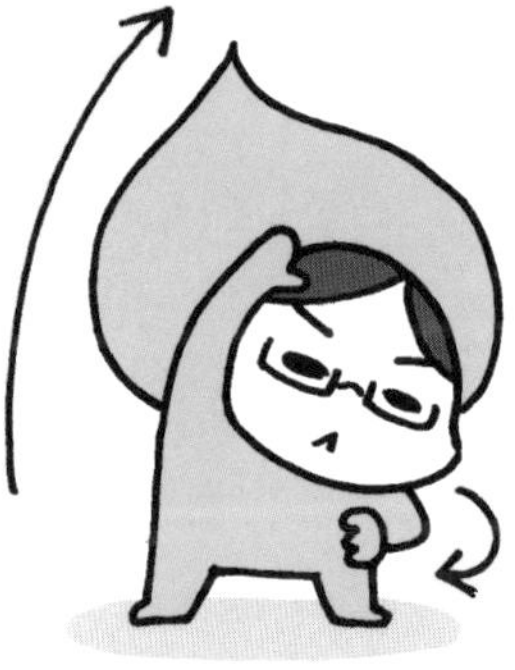

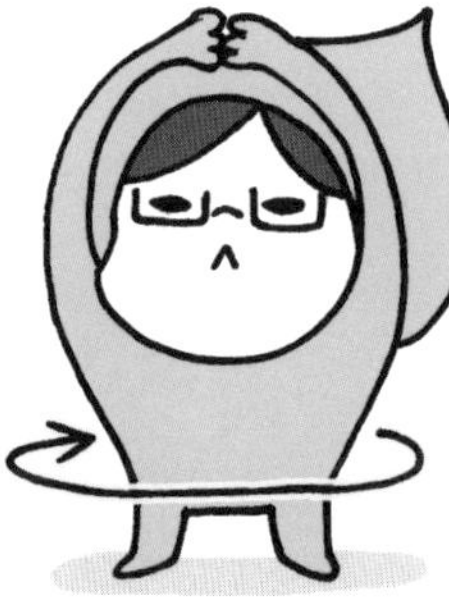

6 上半身を左右に回す

両手を頭の上で組み、上体をぐるりと右に回します。反対側も同様に。

A型さんのストレス解消法

ストレスもダイエットの大きな敵。上手に解消するためのカギもやはり血液型にあります。まずは自分のストレスの見極めを。

Q A型さんのストレスの感じ方は？

A 心も体もストレスがたまりやすい

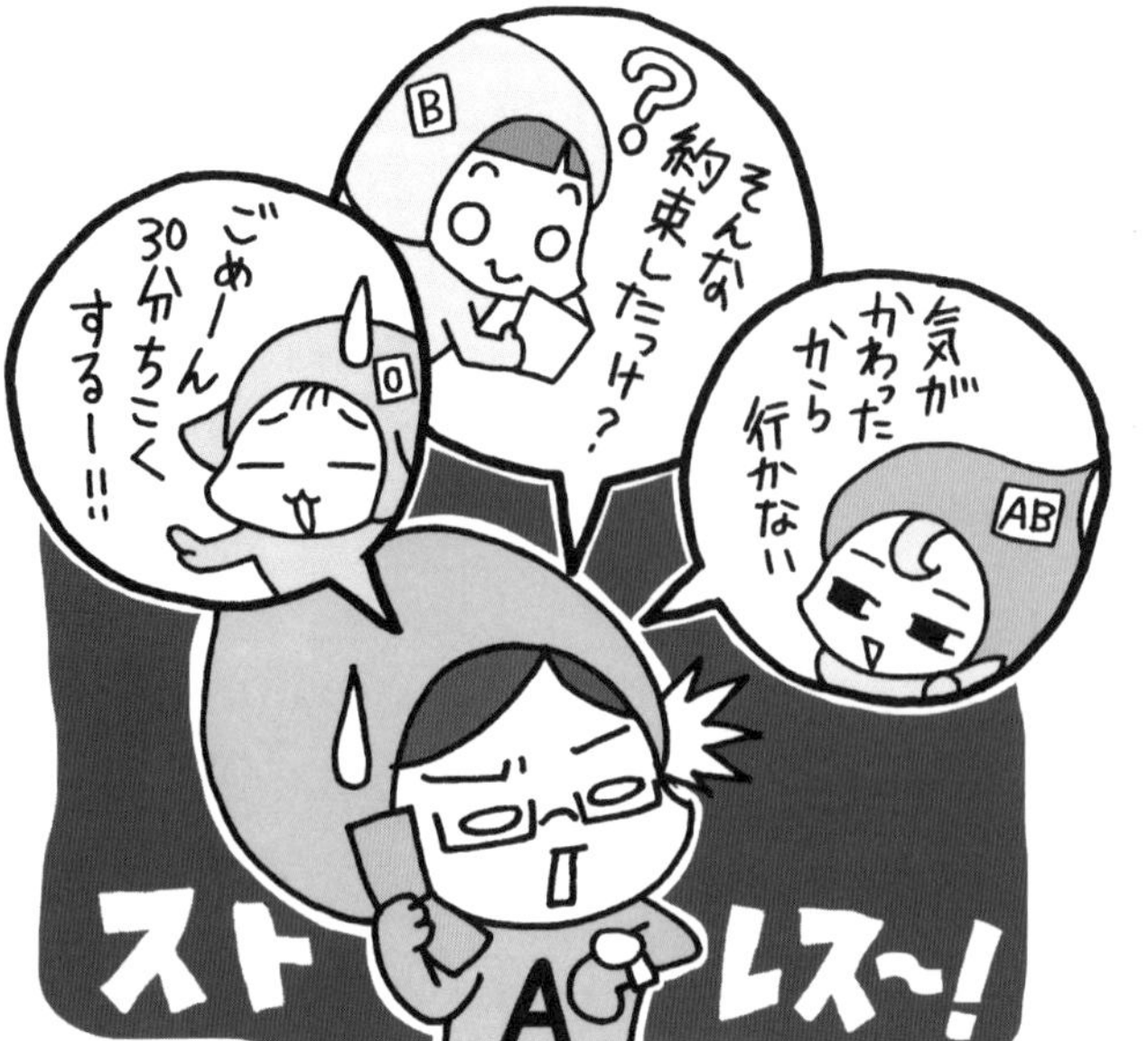

ダイエットの敵は3つのストレス

ストレスには「化学的ストレス」「構造的ストレス」「精神的ストレス」があります。そして、この3つのストレスこそが「ダイエットの敵」なのです。

「化学的ストレス」は、体を構成する化学的成分が偏ってしまうことで起こります。体に合わないものを食べていると知らないうちに「化学的ストレス」がたまり、体の不調や肥満の原因となります。これを解消してくれるのが、これまで紹介した血液型別の食事法です。

A型さんにおすすめのストレス解消法

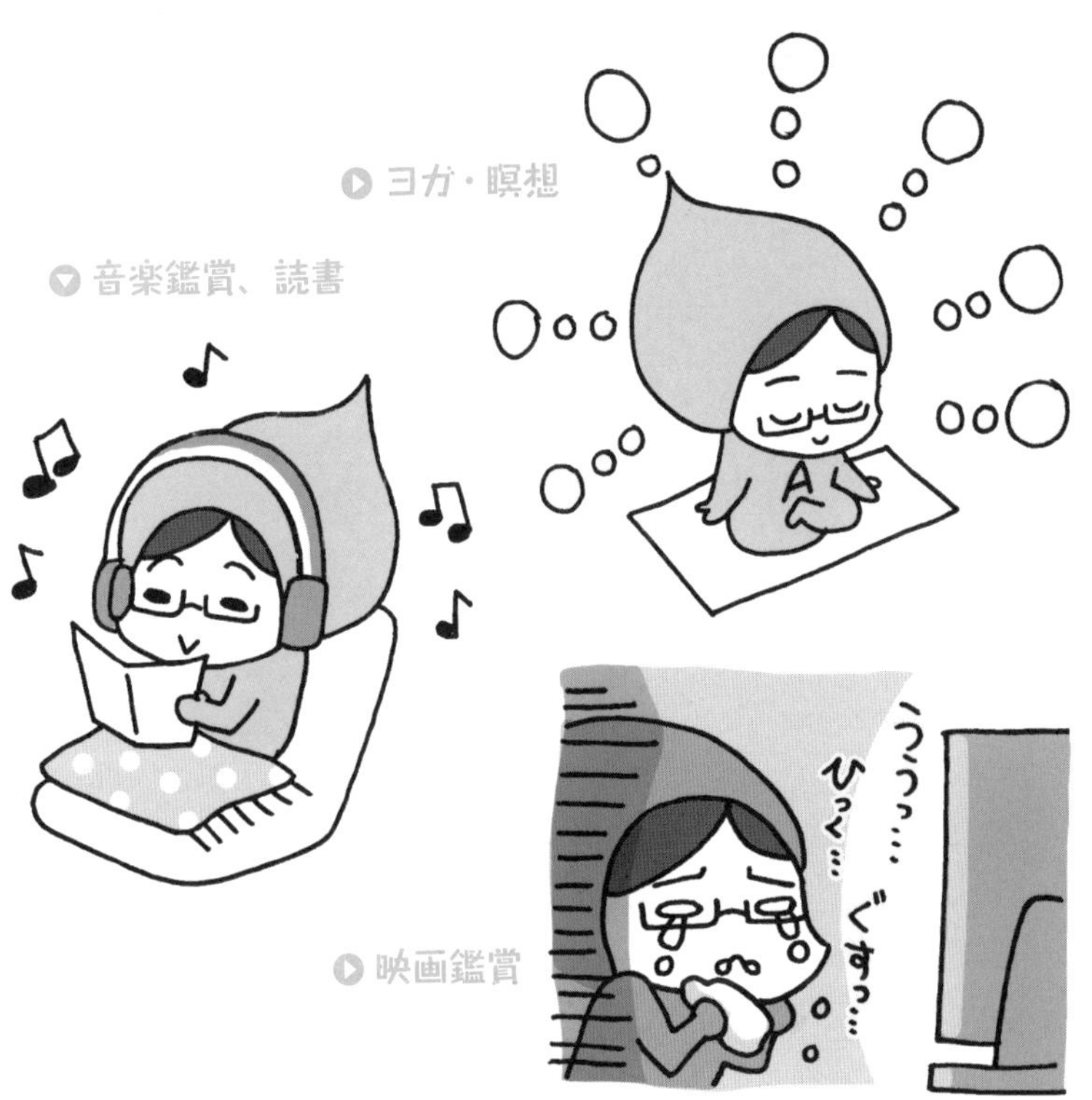

精神的ストレス解消もダイエット成功のカギ

2つめの「構造的ストレス」は、ギックリ腰やムチウチ症など、骨や筋肉などの構造的バランスの崩れが原因。予防にはストレッチで正しい姿勢をつくることが有効です。

3つめの「精神的ストレス」は人間関係や生活の中で感じるイライラやプレッシャーから生じます。これは、エクササイズや趣味で解消するのが効果的。特にA型は性格的にも体質的にもストレスがたまりやすいタイプです。なるべく自分の部屋の中で心落ち着ける時間をもつようにしてください。ヨガや読書、音楽を聴いたりすることは、効果的なリラックス方法です。

Column 3

みんなのダイエット報告会

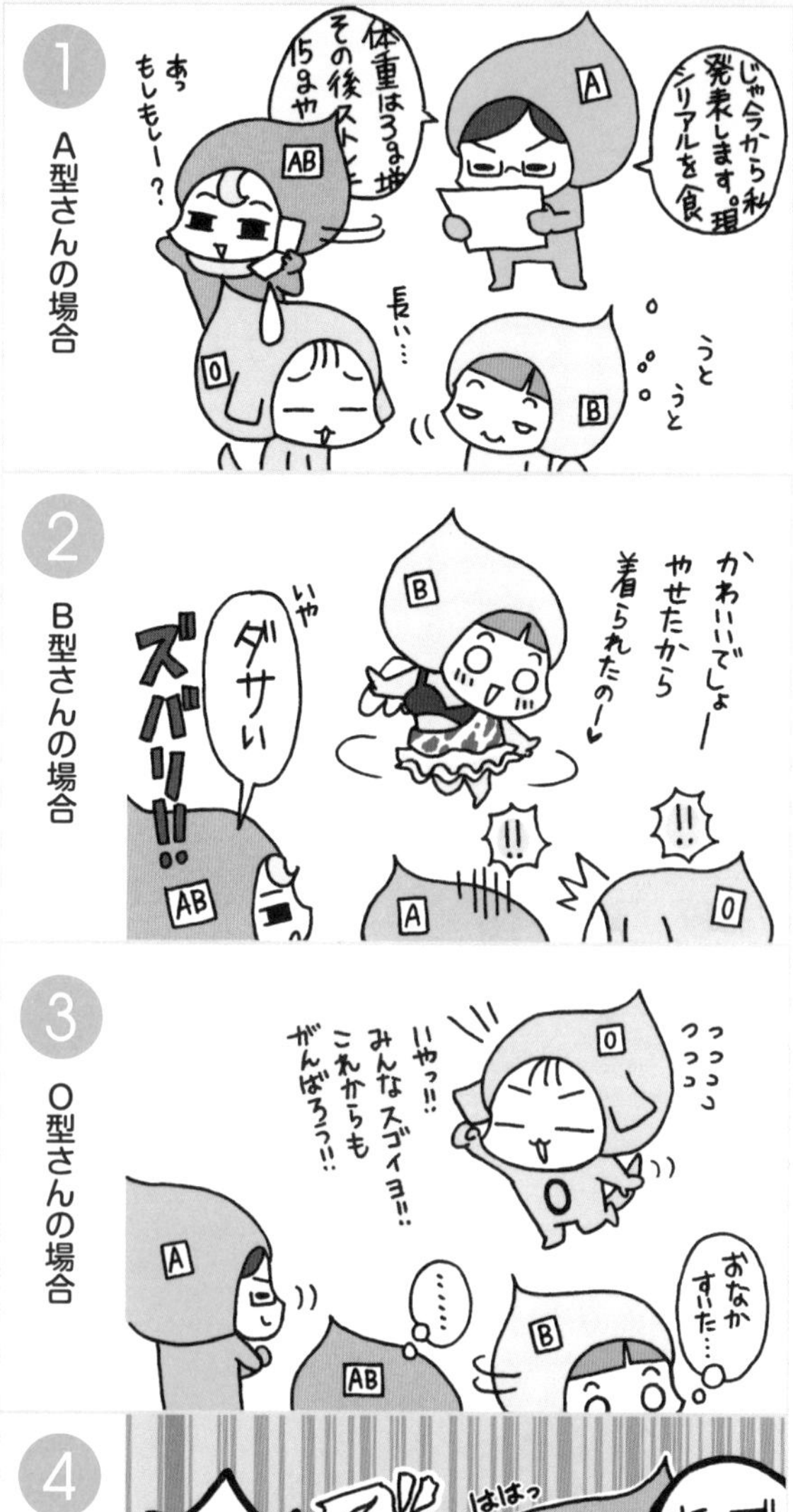

ダイエット成功！

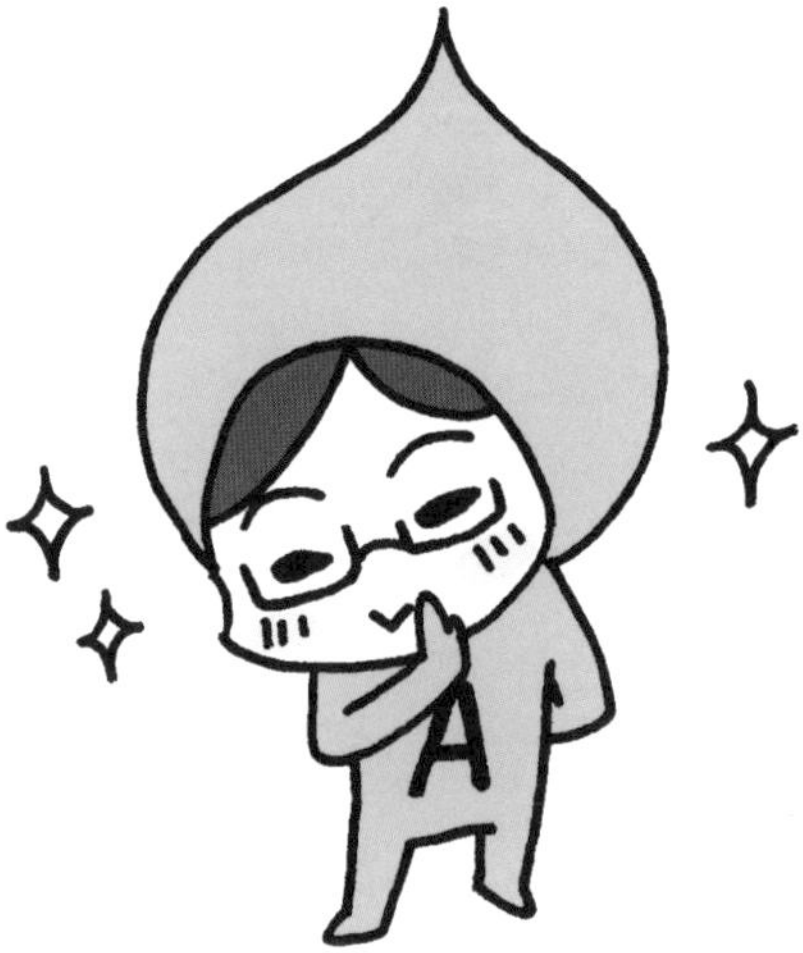

著者紹介

中島旻保（なかしま・ふみやす）

1949年、富山県生まれ。中島カイロプラクティックセンター院長、日本統合医療学会代議員、臨床ゲノム医療学会ゲノムドクター認証医。米国アイオワ州パーマーカイロプラクティック大学にて、基礎医学から小児科学、産婦人科学、心理学まで幅広く習得。その後、臨床診断学、X線学を専攻し、独自の自然医療を確立する。現在、米国連邦政府公認ドクターオブカイロプラクティック（D.C.）として診療を行う傍ら、講演や雑誌、書籍の執筆、メディアへの出演など幅広く活躍中。著書に『O型は深夜に焼肉を食べても太らない?』（講談社+α新書）など。

スタッフ

イラスト　**アサイチエ**
装丁　**鈴木大輔・江崎輝海（ソウルデザイン）**
本文デザイン・DTP　**伊藤えりか、末永彬子（ライラック）**
レシピ監修　**上野穂奈美**
編集協力　**小酒真由子**
　　　　　株式会社KWC

本書の内容に関するお問い合わせは、お手紙かメール（jitsuyou@kawade.co.jp）にて承ります。恐縮ですが、お電話でのお問い合わせはご遠慮くださいますようお願いいたします。

参考文献

前川輝光『血液型人間学 - 運命との対話』（松籟社）1998年／D・D・パーマー『Nutritional Science Notebook』（Palmer College of Chiropractic）1975年／ピーター・J・ダダモ『ダダモ博士のNEW血液型健康ダイエット』（集英社文庫）2004年／藤田紘一郎『血液型の科学』（祥伝社）2010年／三輪史朗『血液とからだ』（創元社）1981年

新装版　血液型ダイエット

A型さんダイエット

2012年12月30日　初版発行
2020年1月20日　新装版初版印刷
2020年1月30日　新装版初版発行

著　者　**中島旻保**
発行者　**小野寺優**
発行所　**株式会社河出書房新社**
〒151-0051　東京都渋谷区千駄ヶ谷2-32-2
電話　03-3404-1201（営業）／03-3404-8611（編集）
http://www.kawade.co.jp/

印刷・製本　**図書印刷株式会社**

Printed in Japan
ISBN978-4-309-28776-8

*本書は2012年12月に小社より刊行いたしました、同タイトルの書籍の新装版です。